医学

歴史と未来

井村裕夫

MEDICINE: History and Future

羊土社

医学　歴史と未来◉目次

医学　歴史と未来

はじめに

医学は古代ギリシャ以来の長い歴史をもっているが、二〇世紀に入って急速な発展を遂げ、人々の健康に大きく貢献してきた。特に二〇世紀の中葉に抗生物質が開発されたことと、環境衛生と予防技術が改善されたことによって、有史以前から人々を苦しめてきた感染症がかなりの程度に克服されたことは、今日の長寿を実現するうえに大きな力となったことは疑いがない。医学は感染症の時代から、非感染性疾患の時代へと変わったと多くの人が考えてきた。例えば一九五〇年頃までの日本人の主な死因は、結核、肺炎・気管支炎、下痢・腸炎などの感染症であった。その後、悪性新生物（がん）、心疾患、脳血管疾患などの非感染性疾患が主要死因となった。ごく最近になって肺炎が死因の三位になったが、これは超高齢者の死因として嚥下性肺炎が増加してきたことによるものである。

このような医学の進歩を支えてきたものは、科学としての医学の進歩である。特に遺伝子、あるいはそのすべてであるゲノムの構造がしだいに明らかになってきたこと、人体を構成する、あるいはそれを調節する主要な物質の構造や機能が解明されてきたことなど、生命科学のめざましい進歩によるものである。それによって疾患への理解は、過去半世紀の間に予想もできなかったほど深いものとなった。それにもかかわらず多くの疾患の成因は現在もなお明らかでなく、予防法も、また完全な治療法も確立されていないものが多い。自然のしくみは人智を越えて複雑なものであり、なお克服すべき多くの課題が残されている。

医学の進歩によって、人の寿命は急速に延びた。明治時代までの平均寿命は三十歳代であったが、第二次世界大戦後、五十歳を超え、その後も延び続けて二〇一九年の推計によると、日本人の男子は八十一・四一歳、女子は八十七・四五歳となっている。平均寿命には小児期死亡が大きく影響するので、日常的な感覚とやや異なるところがある。そこで厚生労働省は、寿命中位数も数年ごとに公表している。これは統計学でいう中央値で、五十％の人が生きられる期間といってよい。この寿命中位数（二〇一八年）は、男子八十四・二三歳、女子九十・一一歳である。この値は今後も延び続け、二二世紀には百歳になると推計されている。すなわち五十％の人が百歳まで生きられる時代になると考えられているわけで、〝人生百年時代〟という言葉がさかんに用いられるようになったのはそうした理由による。しかし他方では、出生率は多くの国で低下し、高齢者の医療、介護を、誰が、どう負担するかも、深刻な問題になろうとしている。こうした問題に対処するために、あるいはそれらを解決するために、今われわれは何をなすべきかが、重要な課題となりつつある。

このような現代医学の流れのなかで、二〇一九年、予想もしなかった事態が発生した。それは中国の武漢にはじまり、全世界に広がった新型コロナウイルス感染症、すなわちCOVID-19のパンデミックである。航空機を利用した国際交流が活発な現在、この感染症はきわめて短期間に全世界に広がり、二〇二〇年十月の時点で世界の感染者は三千万人を超え、死者も百万人を超えている。しかもこうした新しい感染症に対して、現代の進歩した医学も迅速に手を打つことができないことを改めて思い知らされる結果となった。

こうしたときこそ、われわれはもう一度医学の歴史を振り返り、未来を展望する必要がある。しかし本書では、医学の通史を述べることが目的ではない。主として二〇世紀から二一世紀にかけての医学の特徴を述べ、それを基礎として医学の未来について、特に内科学を中心に私の見解を述べたい。

第1部　医学の歴史

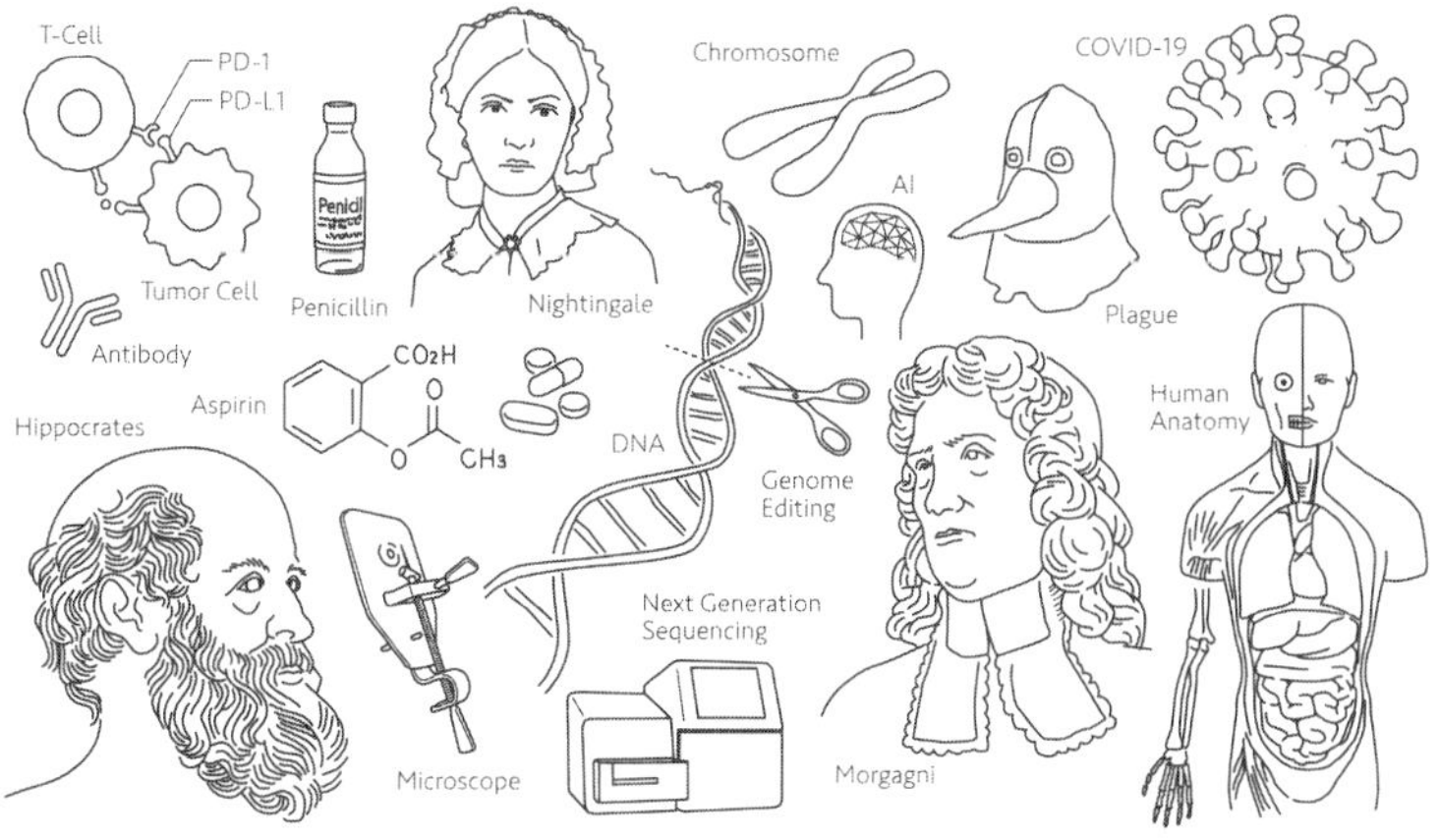
T-Cell
PD-1
PD-L1
Tumor Cell
Antibody
Penicillin
Nightingale
Chromosome
COVID-19
AI
Plague
Aspirin
CO_2H
CH_3
DNA
Genome
Editing
Human
Anatomy
Hippocrates
Next Generation
Sequencing
Microscope
Morgagni

第1章　観察と経験に基づく医学

「観察がすべてである」

医学の歴史は、古代ギリシャのヒポクラテス学派以来、優れた観察眼をもった医師によって開かれてきたといえるであろう。例えば現在、全世界で増え続け、「糖尿病の津波」という言葉すら生まれている糖尿病を、最初に詳細に記載したのは紀元二世紀頃の「カッパドキアのアレタイオス」といわれている[1][2]。カッパドキアは、現在はトルコに含まれる地方で、通常この地名をつけて彼の名が呼ばれている。アレタイオスの言葉を引用すると、次のごとくである。

「糖尿病は驚異に満ちた病気である。この病気は人ではそれほど多くない。病気の進むコースはありふれたもので、腎臓と膀胱である。患者は尿を作ることを止めることができない。尿の流れは絶えることがなく、あたかも水道の蛇口から水が流れ出るがごとくである。病気はゆっくりと進行し、完成するまで長い時間がかかる。しかし病気が完成すると身体の溶け方は早くなり、死が間近になる。生活は不快なもの、苦痛なものになる。のどの渇きは癒やされることがなく、過度に水を飲む。それでも大量に出る尿に見合うことがなく、尿の量は飲んだ水の量を超える。もし水を飲むのをやめると、口はからからになり、体も乾燥し、内臓はひからびてしまう。患者は嘔気、不穏な感じ、焼けるような口渇に苦しみ、まもなく息を引きとる。――――(1)」

これは、重い糖尿病の症状を、詳しく記載した最初の例といえる。糖尿病らしい記載は古くからあるし、糖尿病の diabetes という病名は、ギリシャ語のサイフォンに由来しているとされている。水を大量に飲み、尿量が増加した状態から名付けられたものと推定され、アレタイオスより前の古代ギリシャ時代からあった病名と考えられる。

医学の淵源は、古代エジプト、古代インドまでさかのぼることができるが、その後、古代ギリシャで大きく発展した[2]。それを代表するのがヒポクラテス学派である。彼の名を冠する全集をみても、病気を詳しく観察し、経験を積み上げることを重視していたことをうかがい知ることができる。当時の医師にとって、患者の予後を言い当てることはきわめて重要であったらしい。そこで死が近い重篤な状態に注意が向けられた。やせ衰えた生気のない顔貌を、現在も「ヒポクラテス顔貌」と呼ぶようになったのも、彼の観察に基づくものといわれている。

近代になると、より精細な身体の診察法（physical examination）が、主としてフランスで確立された。打診、聴診を含む現在の診察法につながるものである[3]。「観察がすべてである」、これはコレージュ・ドゥ・フランスの初代の内科教授で、ナポレオンの主治医でもあったJ・N・コルビサール（J.N. Corvisart, 1755-1821）が、弟子に与えた言葉である。当時のフランスでは、近代化とともに人口の都市集中が進み、疾病が重要な問題となっていた。そうしたなかで、観察を重視するパリ臨床学派が生まれたのである。当時、すでに次章に述べる病理解剖も進みつつあり、臨床観察と病理所見が医学の中心となりつつあった。

神経学的診断法が、フランスのJ・M・シャルコー（J.M. Charcot, 1825-1893）によって

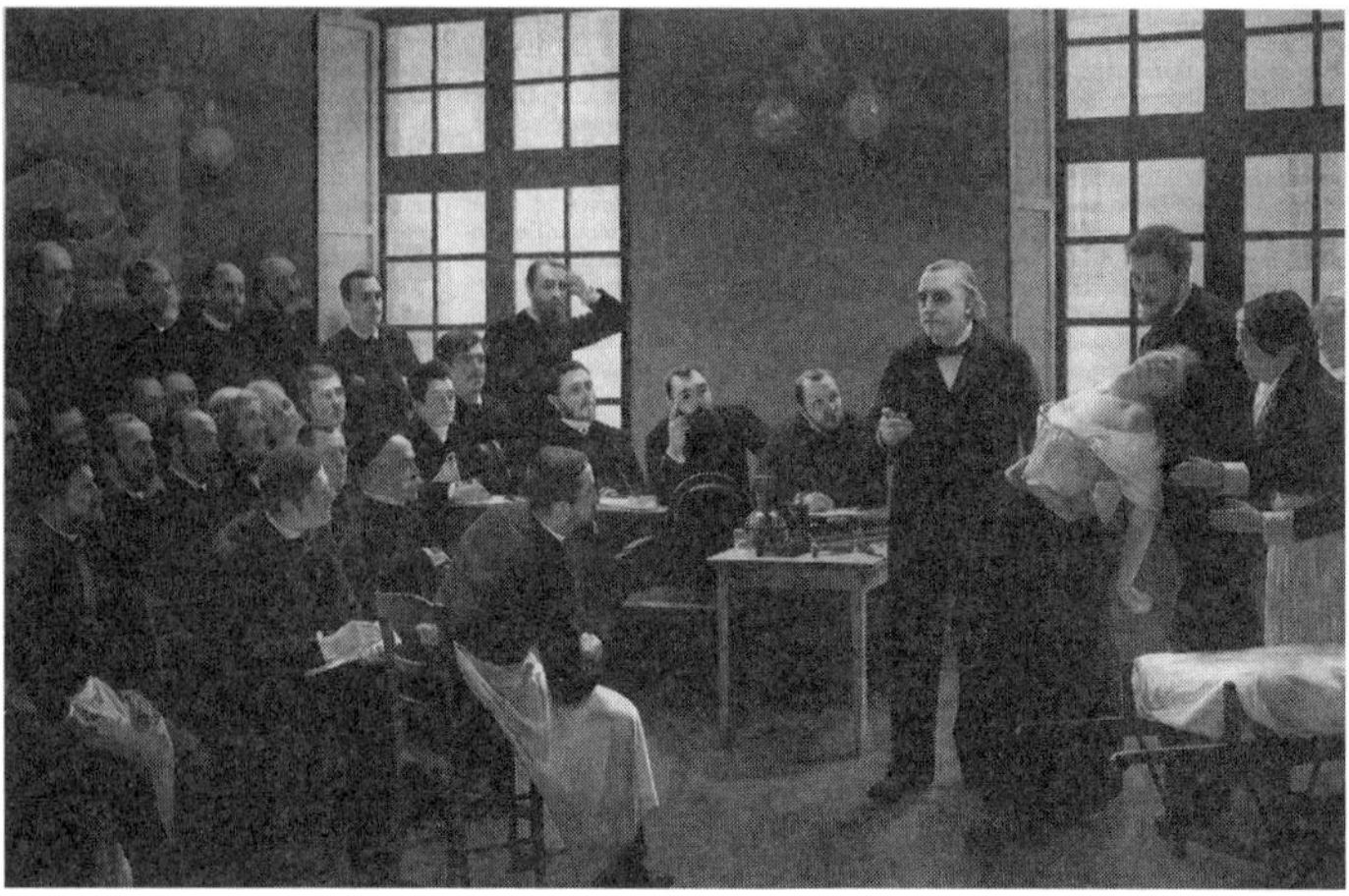

写真1-1　サルペトリエール病院でのシャルコーの臨床講義
（アンドレ・ブルイエ、1887）

確立されたのも、そのような医学の流れのなかからである。病的反射の代表であるバビンスキー反射を見出したJ・F・F・バビンスキー（J.F.F. Babinski, 1857–1932）も、シャルコーのグループの一人であった。当時の神経診断学は、まさに患者の詳細な診察から紡ぎ出されたものであるといえよう[4]。そして比較的最近まで、この診断法が、臨床神経学の中心であったのである（**写真1-1**）。

薬とさじ加減

薬の発見もきわめて長い歴史をもっており、やはり経験の産物であった。例えば、柳の樹皮は古くより鎮痛・解熱作用があるとして用いられてきたが、その薬効を示す物質がサリチル酸であることが一九世紀に明らかにされ、やがてアスピリン（アセチル・サリチル酸）が開発された。近代的な薬剤の登場である。

また、古代メソポタミア以来、ケシの汁は痛みや苦しみを和らげ、眠りを誘導する作用があることが知られていた。中世になると錬金術がさかんとなり、その結果、化学が進歩したが、薬の化学的研究にはなお長い時間を要し、ケシからモルヒネが発見されるのは一九世紀になってからである。[5] そしてモルヒネ類似の作用をもつオピオイドも多数臨床に導入され、現在も広く用いられている。二〇世紀の後半には、中枢神経や末梢神経に内因性オピオイドペプチドとそのレセプターが存在することが明らかになり、モルヒネがなぜ人類の歴史に長くしかも複雑にかかわってきたか、その薬理学的基礎が明らかになった（図1-1）。特にアメリカでは鎮痛目的でオピオイドが多用された結果、二一世紀に入ってオピオイド中毒、特に死亡例が増加し、深刻な社会問題となってきている。[6]

このように薬のかなり多くが、経験から生み出されてきた。したがってその投与法も、また経験に基づくものであった。薬の投与量も、投与期間も、医師の判断に任されてきたのである。いわゆる「さじ加減」は、医師が経験から学ぶものであった。

疼痛の伝達路

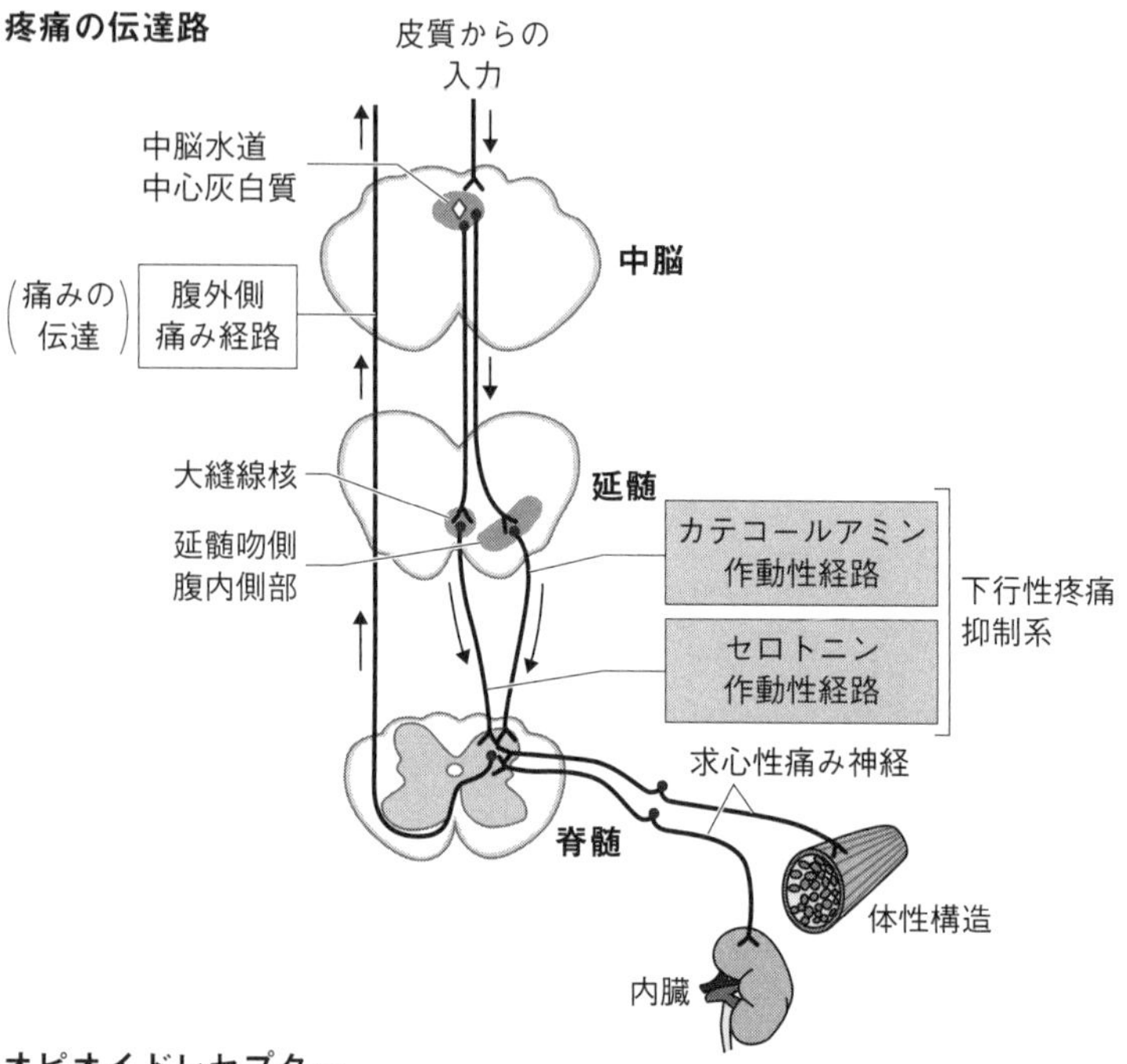

オピオイドレセプター

レセプター	結合する内因性オピオイドペプチド※
μ	エンドルフィン＞エンケファリン＞ダイノルフィン
κ	エンケファリン＞エンドルフィン・ダイノルフィン
δ	ダイノルフィン＞エンドルフィン・エンケファリン

※　脊髄より上の中枢神経系に存在するもののみを示す。

図1-1　疼痛の伝達路と内因性オピオイドペチドおよびオピオイドレセプター

皮膚、皮下組織などの体性構造や内臓に痛覚刺激が加わると、情報は脊髄後角に伝達され、さらに腹外側脊髄視床路を経て中枢神経系に達する。他方、大脳皮質からは、中脳、延髄を経て遠心路が脊髄に達しており、関連痛に関与するとともに、痛覚の受容に影響している。神経系、消化管などには3種類のオピオイドレセプターが存在し、内因性オピオイドがこれらのレセプターを介して疼痛を抑制する。モルヒネは、主としてμレセプターに結合して、疼痛を抑制する。（『ギャノング生理学 原書24版』岡田泰伸監訳、丸善出版、2014を参考に作成）

一九世紀末葉から顕微鏡の導入によって細菌学が勃興し、感染症への対策に大きな変化がみられるようになった[7]。特に二〇世紀に入って、ペニシリン、ストレプトマイシンなどの抗生物質が発見され、長年人類を苦しめてきた結核、消化器感染症、肺炎などによる死亡が激減した。もちろん現在も感染症、特にウイルス感染症の対策は重要で、エイズは発展途上国では依然として深刻な問題である。またエボラ出血熱、ジカ熱、新型コロナウイルス感染症（ＣＯＶＩＤ‐19）などの新しいウイルス感染症も、次々と登場している。さらに抗生物質に対して抵抗性を獲得した細菌への対策も、懸念されている。しかし先進諸国では、がん、心血管系疾患、糖尿病、認知症などの非感染性疾患※が医療の重要課題となってきている。したがってそれらに対する薬の開発が、特に二〇世紀の後半には、より重要な課題となってきた。

※　わが国では生活習慣病という言葉が広く用いられているが、非感染性疾患はそれより広い概念で、世界保健機関（ＷＨＯ）の提唱もあって国際的にはこの言葉が広く用いられている。

名医の条件

一九世紀末から二〇世紀になると、次章に述べるように細菌学的検査、X線検査などの臨床検査がしだいに発達し、臨床医学の重要な柱となってきた。しかし少なくとも二〇世紀の前半までは、観察と経験が重視される時代であった。名医と呼ばれる人たちは、長年の経験の蓄積と慎重な観察とともに新しい医学の情報を学び、自らの技量を磨いた人たちである。

私個人の体験で申し訳ないが、大学を卒業した後、一九五六年から二年あまり滋賀県の大津赤十字病院の内科で臨床研修に従事した。そのとき指導を受けた内科部長の小松周治先生は、こうした時代の名医の一人であったと考えている(8)。あるとき私が外来で二十八歳の女性を診察し、胸水の貯留があったので、当時非常に多かった結核性胸膜炎と考えて入院させた。その日の午後、まだ胸水穿刺をする前に小松先生の回診があり、「君の診断は違うよ。胸壁に浮腫がある結核性胸膜炎は見たことがない」と言われた。たしかに胸壁には、軽度ではあったが明らかな浮腫があった。先生は当時まだかなり多かった、結核性の膿胸を考えられたらしい。さっそく胸水穿刺をしたが胸水は血性で、検査の結果がん性胸膜炎であり、入院の七年前に卵巣嚢腫の診断のもとに切除されたのが実はがん腫で、その転移巣が七年間休止状態であったという、比較的珍しい症例であった。

内科では診断がつかない例は現在でもまれではないが、検査技術が未発達の当時はもっと多かった。先生はそうした例や、興味のある例をノートに書きとめておいて、類似の例に出会うと詳しく検討しておられた。それによって臨床医としての経験を積んでおられたものと考えられる(8)。

もちろん医学は日進月歩であるので、新しい情報を入手することも必要である。先生は時間の余裕があると学術雑誌に目を通し、また学会、特に日本内科学会の地方会にこまめに出席してよく勉強しておられた。例えば当時は日本ではきわめてまれといわれていた痛風の例も、外来ではじめて診察したとき正確に診断されたし、これもはじめてのクッシング症候群も見逃されることはなかった。観察と経験の時代が、当時はまだ続いていたのである。しかし二〇世紀も後半に入ると、さまざまな検査法が登場して、臨床診断学は大きな変貌をみせることになった。

もっともっとフィジカル

私の知るかぎり、臨床における身体（フィジカル）所見の観察を、最も丁寧に行っているのはアメリカである。一九六三年、私はカリフォルニア大学サンフランシスコ医学センターに留学した。研究員として採用されるための身体検査を受けに行ったが、私のために三十分の時間が予約されていた。そして患者の場合と同様に全裸になってガウンをはおり、間もなく現れた内科の准教授から、詳細な病歴を聞かれた。そのうえで検眼鏡を用いる眼底検査、耳鏡・鼻鏡を用いる検査はもとより肛門指診まで、患者を診察するときと同じ、丁寧な身体所見の検査がなされた。日本の健康診断を予想していた私には驚きであって、少し怪訝な顔をしたのかもしれない。そのときその准教授から、「日本のことは知らないが、アメリカではじめての患者を診るとき、救急でないかぎり少なくとも三十分の時間をとって診るのが原則である。時間がとれないときは、改めて予約をとって診察すべきである」いうことを聞いた。私は日本の「三分診療」のことを思い出して恥ずかしくなってしまった。

日本では伝統的に診察料は低廉で、病院・医院では多くの患者を診察し、検査をしないと経営ができない。医師の知識への対価が、評価されてこなかった。いきおい、「三時間待って三分診療」、「検査と投薬の医療」という状態になってしまった。しかも最近では専門分科が進んだこと、臨床検査など多くのデータを入手できること、それに電子カルテに医師が手をとられることもあって、身体所見の診察はいっそうおろそかになっている。病気、それも自分の専門に関係のある病気だけを診て、人全体を見ない傾向があることは、高齢社会では特に大きな問題である。二〇一八年、ある医師向けの雑誌が「もっともっとフィジカル」というタイトルの特集号を出しているのを見て、この傾向に対する反省があることを知り、少し安心した[9]。

病歴とフィジカル検査は、やはり診療の出発点であることに変わりはない。そしてそれらは、第２部に述べるゲノム医療の確立にも不可欠である。というのは臨床表現型（臨床症状および身体所見）とゲノム情報を統合してはじめてゲノム医学が成り立つからであって、病歴やフィジカルの所見に誤りがあっては、いくら多くの例を集めても意味がないことになってしまう。

第2章　病因・病態に基づく医学

病理医は裁判官

古代のギリシャ医学以来、病気の原因は体液の異常によるとする考え方が長い間一般的であった。ローマ時代になって人体の解剖が行われるようになったが、それは人体の構造を知ることが中心であって、病気の原因には必ずしもつながっていなかった。ルネッサンスの時代には人体解剖が再び活発となり、しだいに病気の原因を解剖によって明らかにしようとする動きが現れた。一八世紀には、イタリアにG・B・モルガーニ（G.B. Morgagni. 1682-1771）が現れて、器官病理学と呼ばれる分野が勃興することになった。モルガーニは一生かかって二千七百を超える症例についての臨床経過と病理所見を対比し、ある特定

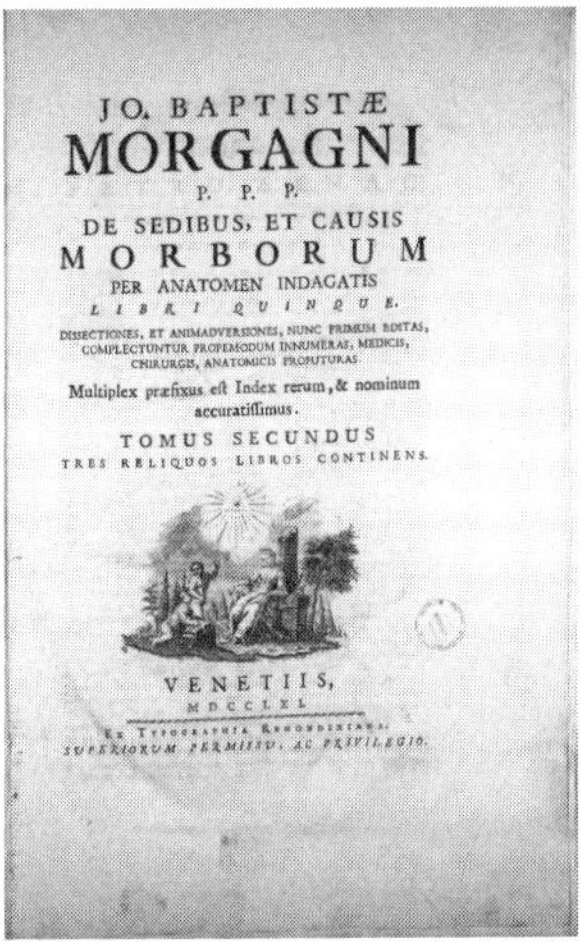

写真1-2　モルガーニの最初の書物『解剖により明らかにされた病気の座と原因』
医学史のうえで重要なものと考えられる。
(“De Sedibus et Causis Morborum per Anatomen Indagatis” Morgagni GB. sumptibus Remondinianis, 1765より引用)

の臓器の異常によって病気が起こるという画期的な考え方を提唱した[1]（**写真1-2**）。

この考えはフランスのM・F・X・ビシャ（M. F. X. Bichat, 1771-1802）、次いでドイツのR・L・K・ウイルヒョウ（R. L. K. Virchow, 1821-1902）に受け継がれた[2]。ウイルヒョウは顕微鏡を用いて白血病を発見し、細胞レベルで病気を捉える細胞病理学を提唱した。

二〇世紀になるとX線検査が導入され、生前に手術などの手段によらないで、体内の状態をある程度推定することが可能となった。しかし当時のＸ線検査の診断的な能力には限界があり、最終診断は病理解剖に待たねばならないことが、少なくなかった。病理学がきわめて権威のある学問分野の時代は、かなり長く続くこととなったのである。

病理解剖所見をどのように臨床医学に生かしていくかは、モルガーニの時代からの課題であったらしい。アメリカではマサチューセッツ総合病院で一九〇〇年から臨床・病理カンファレンス（clinicopathological conference、以下、ＣＰＣ）が一定の形式ではじまり、それが一九〇六年から有名な臨床医学雑誌、*New England Journal of Medicine*（以下、ＮＥＪＭ）に掲載されるようになって、その教育的価値が評価され、アメリカを中心にしだいに世界の多くの大学や病院で実施されるようになった(3)。

日本には、第二次世界大戦後、アメリカ流のＣＰＣが導入され、一時期かなり活発に行われた。私の所属していた京都大学でも大きい講堂でＣＰＣが行われ、多くの聴衆を集めた。取り上げられたのは、生前診断が困難で解剖によってはじめて病気が明らかになるような症例が多く、討論に立った高名な臨床の教授が見事に誤診するということが、いっそう興味を呼んだのかもしれない。

後に述べるように二〇世紀後半になると、画像診断の幅が広がったこと、生化学的検査も進んだことによって、「開けてびっくり」というような症例が少なくなり、ＣＰＣはしだいに低調となってきた。しかし現在もＮＥＪＭにはＣＰＣの掲載が続いており、やはり臨床医の教育に有用であると考えられている。私なども若い頃、臨床の勉強や教育のためによくＮＥＪＭのＣＰＣの記録を活用した。

病理診断には、いくつかの限界がある。それは一般に患者が死亡してはじめて実施できるものであること、したがって病気の最終像しか知ることができないこと、形態に現れない機能的な変化を知ることはできないことなどである。したがって病気の原因や病態生理を明らかにするには、それ以外のアプローチが求められてきた。それに答えられるのは、画像診断と、生化学的検査、免疫学的検査、血液細胞の病理学的検査などの、検査室または研究室（ラボラトリー）の検査であろう。

感染症との戦い　――細菌学、免疫学の勃興

人類が定住生活をはじめ、都市が形成されると、流行性の感染症に頻々と悩まされることになった。特に一四世紀のヨーロッパを席捲したペストの大流行は、およそ三分の一の

人を死に追いやり、その後の歴史を大きく変えることになったことはよく知られている。その他、結核、ハンセン病、コレラ、天然痘など、人類を苦しめてきた感染症はきわめて多い[4]。

一九世紀になって顕微鏡が導入されたことにより、R・コッホ（R. Koch, 1843–1910）が結核菌、コレラ菌などを発見し、細菌学が確立された。またE・A・フォン・ベーリング（E. A. von Behring, 1854–1917）や北里柴三郎（1853–1931）などによって破傷風やジフテリアに対する抗血清がつくられたことは、免疫学の興隆のもととなった。二〇世紀に入ると、細菌濾過器を通過する病原体がウイルスと名付けられ、やがてその本態が明らかにされて、病原体研究が大きく進展した。

二〇世紀前半には、すでに述べたようにペニシリン、ストレプトマイシンなどの抗生物質が発見され、種々の細菌感染症に画期的な効果があることが明らかになった。これによって、長年人類を苦しめてきた感染症は克服されるかにみえた。「感染症の教科書を閉じる日が来た」という楽観論すら登場するようになったのである。しかし間もなく抗生物質に対する耐性菌が現れ、臨床的に困難な問題を生じた。またエイズなどの新しい感染症が登場し、その多くはウイルス性疾患で、治療薬の開発も難しく深刻な被害をもたらすことになった。他方、結核などいったん克服できた感染症が、やや異なった形で再流行し問題となった。これらの感染症は、新興・再興感染症（emerging and reemerging infectious diseases）と呼ばれ、それへの対策が医学の重要な課題となってきた。

二〇世紀の後半には、リンパ球にB細胞、T細胞などの機能の異なるサブセットが存在すること、サイトカインと呼ばれる液性の調節物質が免疫調節に重要なはたらきをしていることなどが明らかになり、生体が異物を認識して免疫系を作動する機構の解明が進んだ。それとともに、自己を攻撃する自己免疫疾患の研究が発展し、免疫という複雑な機構の、分子レベルでの解明が進んだ。免疫学は特に二〇世紀後半から二一世紀にかけて、爆発的に進歩した領域であるといえる。

ラボラトリー検査と画像診断の発展

ラボラトリーの生化学的検査も、例えば血糖の測定などは二〇世紀前半にはじまっている。しかし多くの血中の化学物質を測定できるようになったのは、日本では第二次世界大戦後のことである。それは日本の大学や病院に、中央検査室の制度が導入されたことによる。一九世紀末以降、すでに述べたように細菌学が進歩したこと、また日本では結核などの感染症が多かったこともあって、多くの病院が細菌や血清検査※を行う組織はもっていたが、血糖などの生化学的検査は通常、内科で、あるいは研究室で実施されていた。

一九五〇年以降、徐々に日本の大学や大病院にも中央検査室が新設され、さまざまな臨床検査がここで実施されるようになった。検査室が担当してきた分野は多様で、血液検査(血球数、血液像など)、血液生化学的検査、病理学的検査、細菌や血清検査、超音波検査などである[5]。なかでも検査手技の進歩、特にオートアナライザーの出現によってさまざまな血液成分が一度に自動測定できるようになり、多くの生化学的なデータが臨床に提供されるようになった。病歴や、その他の臨床所見からは思いつかないような異常を発見できるようになったのである。その背景には、二〇世紀における生化学、生理学などの基礎医学のめざましい進歩があったためと考えられる。

私は内分泌代謝学を専門としてきたが、二〇世紀はホルモン発見の世紀であったといってよい。一九〇一年のアドレナリンの発見以降、インスリンをはじめ種々の内分泌腺からホルモンが発見された。さらに二〇世紀後半になると、内分泌腺とは考えられなかった消化管、心血管系、神経系から、細胞間の情報伝達にかかわるホルモン様物質が次々発見された。それらは分泌された局所ではたらく（パラクリン）だけでなく、血液によって運ばれてホルモンとしても作用する（エンドクリン）場合が多いことが明らかになった。そしてラジオアイソトープを利用し、免疫学的な方法と組み合わせたラジオイムノアッセイが開発されて、血液中のホルモンなどの微量物質の測定も可能となって、ホルモン分泌の異常を正確に知ることができるようになった。現在ではラジオアイソトープの代わりに、酵素反応を利用するエンザイム・イムノアッセイが広く用いられている。

二〇世紀の医学を特徴づけるもう一つの分野は、画像診断の進歩である。二〇世紀に入るとＸ線検査が実用化されたが、世紀の後半、コンピューター断層撮影（ＣＴ）、核磁気共鳴画像法（ＭＲＩ）、陽電子断層撮影（ＰＥＴ）、超音波診断法などが導入され、単に形態のみでなく、機能の異常もある程度が判断できるようになってきた。またカテーテル、内視鏡などによる検査および治療法が、長足の進歩を遂げた。

これらの進歩は、医学のあらゆる領域において、診断、治療に革新をもたらした。なかでも従来ほとんど症状と身体所見のみから病変部位を推定し、診断してきた臨床神経学に、

※　例えば梅毒のワッセルマン反応、腸チフスのビダール反応など。

革命的な変革をもたらしたといえよう。脳の形態と機能を非侵襲的に知ることが、かなりの程度可能になったのである。

こうした進歩を背景として、神経内分泌学、神経免疫学などの境界領域の医学も発展した。疾患を臓器レベルで捉える従来の手法のほかに、臓器間の相関を把握する全身的なアプローチも可能となったのである。その一例として、ストレスへの神経系、内分泌系の応答を示すと、**図1-2**のごとくである。こうした研究によって生体のホメオスターシスを維持する機構が明らかになり、その立場から、病因あるいは病態を追求しようとする分野も発展した。心身医学がその一例であろう。そして、病気の発生過程を分子の異常に求める〝分子医学〟という言葉が用いられるようになったのも、二〇世紀後半の医学の特徴の一つである。

病因あるいは病態に基づく医学への転換

二〇世紀の後半、臨床医学は「観察と経験に基づく医学」から、「病因と病態に基づく医学」へと、大きく舵を切った。それを支えたのは基礎医学のあらゆる分野でのめざまし

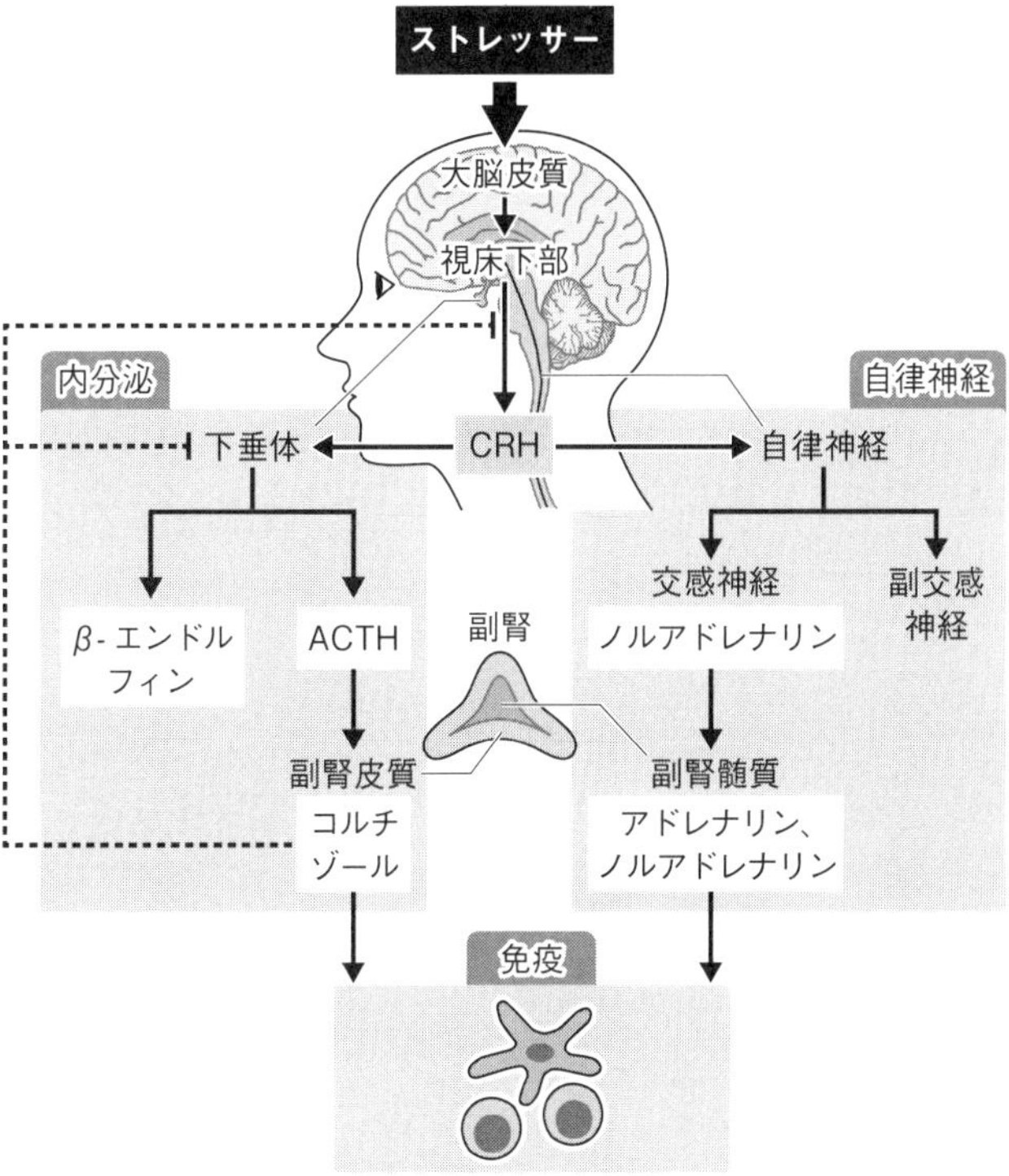

図1-2　神経系と内分泌系の相関、ストレス応答の例

脳がストレスを感知すると、視床下部からCRH（コルチコトロピン放出ホルモン）が分泌され、下垂体-副腎皮質系が活性化される。産生されたコルチゾールはストレスへの応答を高めるとともに、視床下部、下垂体にネガティブ・フィードバックをかけて、過度の反応を防ぐ。ストレスはまた主としてCRHを介して自律神経系を活性化する。コルチゾール、アドレナリンなどは免疫細胞に作用するので、内分泌系、神経系、免疫系を結ぶ重要な物質である。

ACTH：副腎皮質刺激ホルモン

〔「ストレスについて　──体との関係」（日本成人病予防協会）（https://www.japa.org/mental_health/stress/body.html）を参考に作成〕

い発展であり、臨床的にはすでに述べた画像診断とラボラトリーにおける検査の進歩であった。病気の原因を分子レベルで理解し、それに基づいて治療をするのが医学の王道であると考えられるようになったのである。

それを、人を対象とする臨床研究のみから実現するには困難な場合が多いので、動物をモデルとする研究も活発に行われるようになった。一九七〇年代に入ると、第2部に述べる組換えDNA技術が導入されて遺伝子の単離が可能となり、遺伝子の異常と病気の関係の研究が加速された。特に、特定の遺伝子を不活化するノックアウト技術が活用されるようになり、ある一つの遺伝子の機能を知るためによく用いられ、個々の遺伝子の役割がしだいに解明されるようになった。それによってメンデル遺伝をする単一遺伝子病については、徐々に分子レベルの異常が明らかになってきた。

しかし、臨床医学の主要な部分を占める糖尿病、動脈硬化などのいわゆる多因子疾患（コンプレックス・ディジーズ）は、遺伝素因と環境因子がかかわりあって起こる疾患で、病因の解明は困難であった。そのため病態を明らかにし、それを指標として診断、治療するという方法が多くの疾患でとられた。例えば糖尿病は血糖値の測定によって診断され、それを低下させることが治療の指標となったし、痛風では血液中の尿酸値が診断と治療の指標となった。内分泌疾患は、血中ホルモンの測定から正確にホルモン分泌動態を知ることができるようになった。それらのかなりの部分は、第2部に述べる証拠に基づく医療におけるエビデンスとして用いられており、それなりの成果をあげたといえよう。

二〇世紀後半の医学研究は、主としてこのような病因、病態を解明しようとするアプローチによって進められ、それによって多くのデータが蓄積されてきた。それは確かに当時の医学の正道であったといえる。そして多くの動物実験が行われたが、その結果を直ちに臨床に当てはめることは難しい場合が多かった。それは動物の病気が、多くの場合、人の病気とは成因が異なっていたからである。また臨床病態学的な研究も用いる方法に限界があって、推論に終わるものが多かった。さらに人を対象とした研究は一つの研究室で行われる場合が多く、比較的少人数を対象とするため、その結果を一般化することとができない場合も少なくなかった。病因、病態を基礎とする、医学の王道と考えられたアプローチも、ある種の限界に直面したのである。

薬の開発　──その成功と障壁

二〇世紀前半から中葉にかけて、すでに述べたように抗生物質が次々と開発されて、感染症は大きく減少した。それとともに薬の開発も、糖尿病、高血圧、精神・神経系疾患、自己免疫疾患、がんなどの非感染性疾患に、その焦点が向けられた。薬物開発の経緯は必ずしも一様ではないが、最も標準的な方法は、人の病気と同様な症状、所見を有する動物モデルを用いて薬物候補となる化合物を選び、その安全性を確認してから、それを臨床に導入するという手法である。例えば自然発症高血圧ラットを用いて血圧を低下させる薬物候補物質を見つけ、それを型のごとく動物で有効性、安全性などを検査してから、臨床に展開するのがその手法である。そのなかには、スタチンのように全世界で広く応用され、致死的な心血管系疾患の予防に効果を上げたものもあった。[6] スタチンはラット、マウスでは無効で、ニワトリではじめて効果がみられた点でやや特異な開発経緯の薬である。

また一つの分子が複数の作用点をもっていて、複数の効果を発揮する bifunctional drug が種々開発されるようになってきているのも、[7] 最近の特徴の一つであろう。さらに基礎研究の進歩によって、単一の抗体産生細胞から得られるモノクローナル抗体を作製し、その抗体が結合するタンパク質と反応させる治療法も開発された。この抗体薬も、二〇世紀末薬に登場した重要な薬剤である。

しかし、多くの非感染性疾患の成因は、現在もほとんど明らかになっていない。そのためモデル動物で有効であった薬も、ヒトでは効果がないことが少なくなかった。またヒトでは予期しない副作用が起こって使用できなくなることもあった。このように、薬の開発に失敗する場合がきわめて多いことが、大きな障害となってきた。たとえ成功した場合にも、一つの薬物の開発に莫大な費用と時間がかかることが、企業にとって大きな負担となった（図1-3）。それが製薬企業を疲弊させ、また薬価を高騰させるという結果になったのである。

アメリカの国立衛生研究所（ＮＩＨ）は、臨床研究の指針をつくってその標準化と推進に努めてきたが[8]、必ずしも成果はあがっていない。日本政府も日本医療研究開発機構（ＡＭＥＤ）を発足させ、臨床研究の推進に努めている。薬物は英語で〝medicine〟と呼ばれるように、臨床医学における治療の中心であったし、今後もあり続けるであろうが、その開発がしだいに困難になってきたのである。ブロックバスターと呼ばれる、大きな利益を製薬企業にもたらす薬の開発が、二一世紀に入ってから減少してきている。

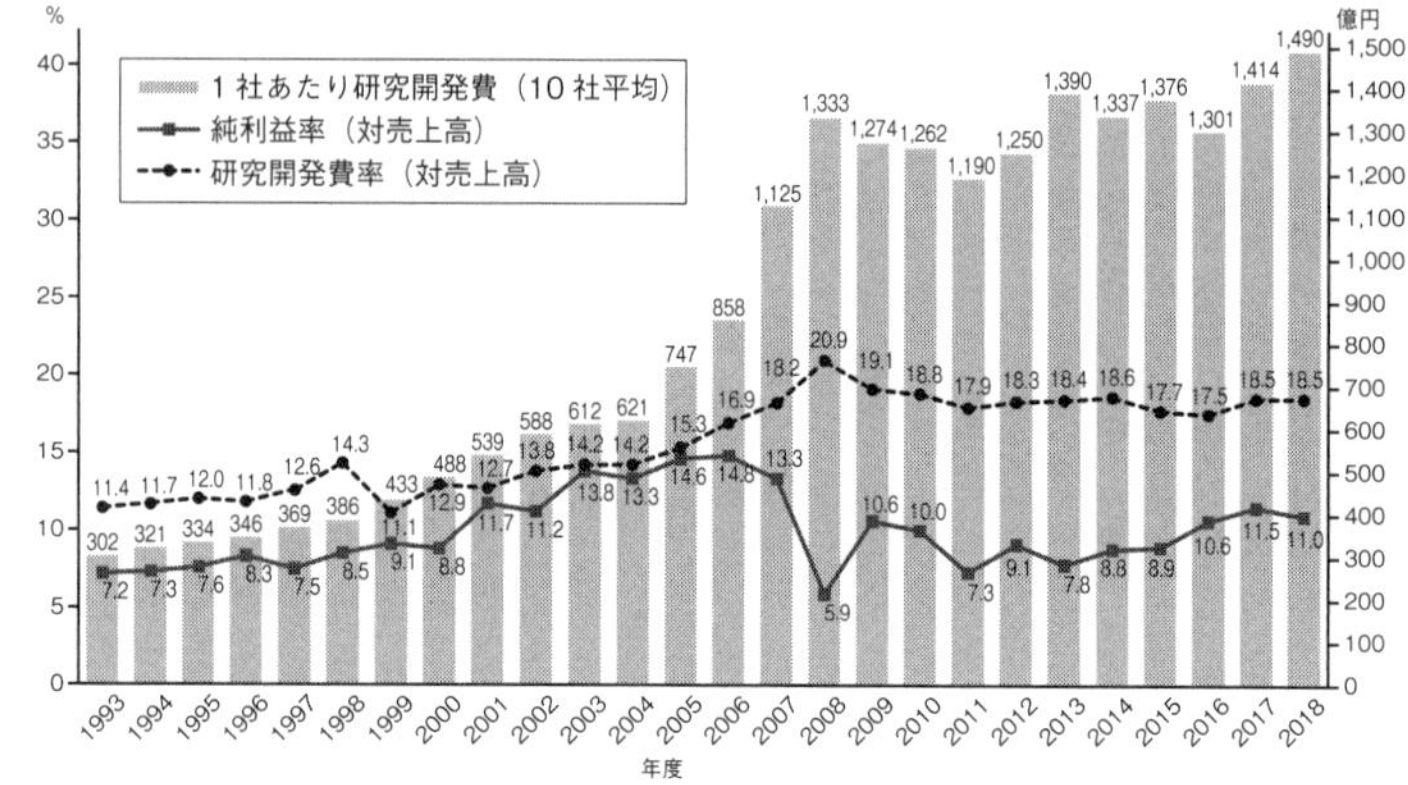

図1-3　製薬企業の研究開発費と利益率の推移（日本）

（注）

1. 対象会社：大手10社
   1993年度～2004年度　武田薬品工業、三共、山之内製薬、第一製薬、大正製薬、エーザイ、塩野義製薬、藤沢薬品工業、中外製薬、田辺製薬
   2005年度　武田薬品工業、アステラス製薬、エーザイ、三共、第一製薬、中外製薬、三菱ウェルファーマ、大日本住友製薬、塩野義製薬、大正製薬
   2006年度　武田薬品工業、アステラス製薬、第一三共、エーザイ、大日本住友製薬、三菱ウェルファーマ、塩野義製薬、田辺製薬、大正製薬、小野薬品工業
   2007年度～　武田薬品工業、アステラス製薬、第一三共、エーザイ、田辺三菱製薬、大日本住友製薬、塩野義製薬、大正製薬、小野薬品工業、大塚ホールディングス（2007年は大塚製薬の連結決算値を採用）
2. 1999年からは連結ベース。
3. 2003年の中外製薬は4月～12月の変則9ヶ月決算である。

出所：SPEEDA（株式会社ユーザベース）、有価証券報告書

出典：日本製薬工業協会DATABOOK2020

そこで第2部で述べるように、動物実験から臨床への橋渡しをいかに効率化するかが問題となり、いわゆる「橋渡し研究」の重要性が叫ばれるようになった。また分子生物学、ゲノム科学などの進歩に伴って、病気の原因、あるいは病態形成に重要な分子が明らかになってきて、それに対する抗体薬などの標的のはっきりした生物学的な薬物も増加した。しかし薬物の開発は、現在もなおさまざまな障壁をもつ困難な課題である。

第2部　医学の現在

――新しい医学の登場

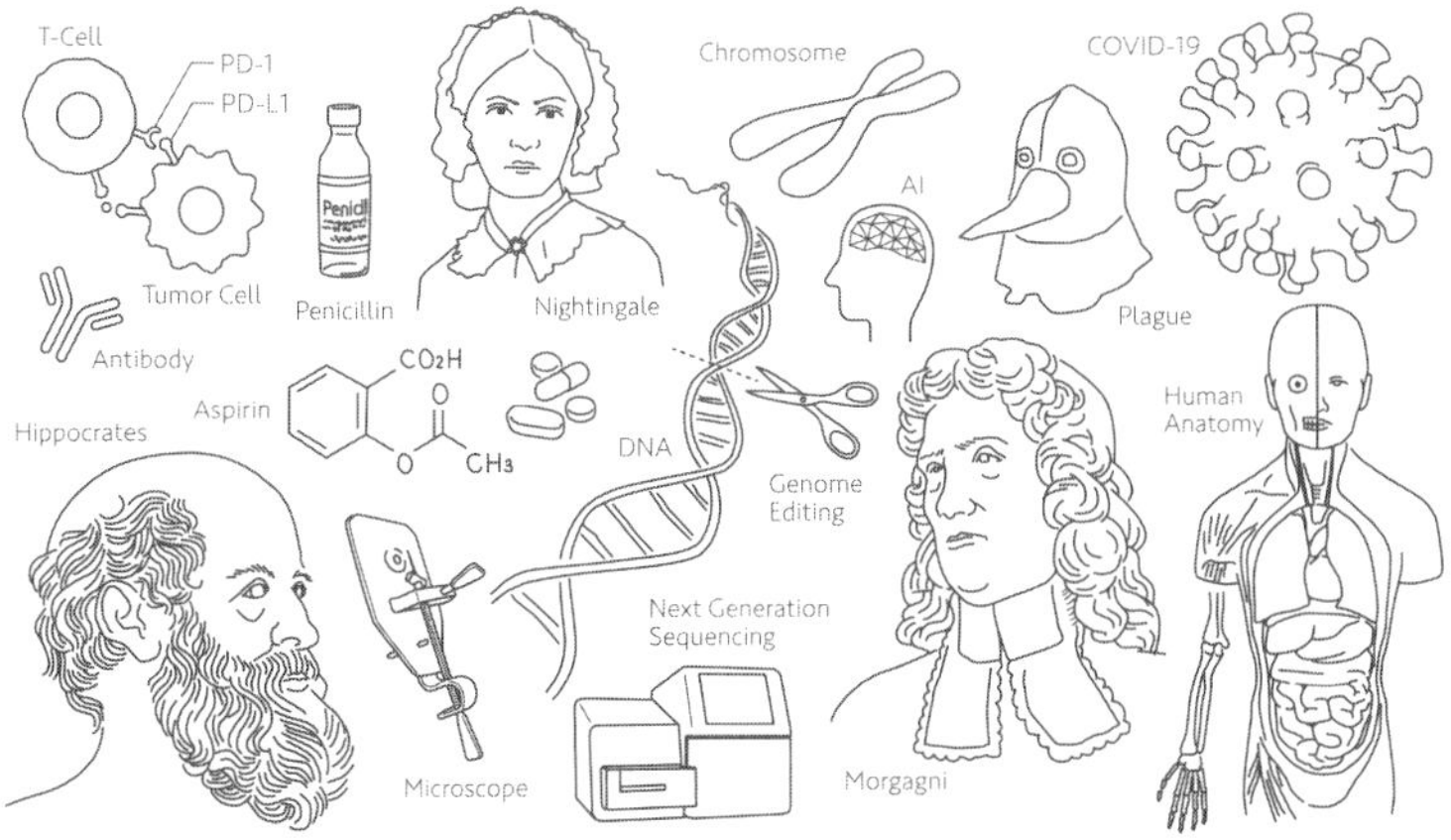

第1章　証拠（エビデンス）に基づく医療（ＥＢＭ）

臨床疫学からＥＢＭへ

二〇世紀も末葉になって、臨床医学に二つの大きなパラダイムの変化が起こりはじめた。その一つは証拠（エビデンス）に基づく医療（evidence-based medicine、以下、ＥＢＭ）の登場で、その背景には臨床疫学の発展があった。今一つは、次章に述べる、ゲノム医学の爆発的な進歩である。

疫学とは本来、流行病の広がりを予測する学問として、その萌芽は古代ギリシャあるいはそれ以前から存在した。近代疫学は、コレラが大流行したイギリスではじまったと考えてよいであろう。一八五四年、ロンドンでコレラの大流行があったとき、ロンドンの医師、

J・スノウ（J. Snow, 1813-1858）は、給水する井戸とコレラの関係を調べ、ブロード街の井戸に原因があると考えた。その進言に基づいて市当局がこの井戸を閉鎖したところ、コレラの流行が終息した。当時ロンドンではいくつかの水道会社がテームズ川から水を引いて販売していたが、滅菌操作はされなかったので、下水の放出口に比較的近いところから取水している井戸でコレラが多発したのである。コレラ菌が見出される三十年ほど前のことで、スノウは近代疫学の父と呼ばれている。

疫学は今まで述べてきた個人を対象とする医学と違って、集団を対象として健康と病気に影響する要因を研究する分野である。[1][2] 当初は感染性疾患からはじまったが、やがて非感染性疾患にも適用されるようになった。多数の症例を対象とするため統計学を用いる必要があり、ヨーロッパ、特にイギリスで統計学が発達した。近代的な看護学の確立に功績があったF・ナイチンゲール（F. Nightingale, 1820-1910）は、クリミヤ戦争に従軍し、多くの傷病兵の看護にあたった。そして戦死者、傷病者の膨大なデータを分析し、戦闘で受けた傷そのものでなく、傷の治療や病院の衛生状態が十分でないことが死亡の原因であることを、統計学の知識に基づいて明らかにした。[3] したがってナイチンゲールは、臨床疫学の創始者ともいわれる。

臨床疫学とは、「科学的な手法を用いて、同様な疾患をもつ患者群での臨床事象を集計・解析することにより、個々の患者についての臨床予測を行う科学である」と定義される[2]。すでに述べた医師個人の経験や観察も臨床医学の重要な要素であるが、一人の医師が経験できる症例数は限られている。しかも人は、一人ひとり遺伝素因も環境因子も異なっており、少数例で結論を出すには慎重でなければならない。そこに疫学の視点を導入する必要性が生じてきたと考えられる。

一方、臨床疫学はある集団のなかで健康に関する事象を研究し、それを診断、予後の推定、予防、治療に応用することを目的とした、これまでと異なる手法の科学であるといえる[2]。病因の研究のためには、ある集団（コホート）を追跡し病気の発生状況を調べるコホート研究や、目的とする疾患を有する人（ケース）と有しない人（コントロール）において、ある要因への曝露歴と疾患の関係を調べるケース・コントロール研究などがある。

また予防、治療の有効性を確かめるためには、対象となる人をランダムに分けて調べるランダム化比較試験（ＲＣＴ）が不可欠である。薬物などの効果をみる場合には、被検者のみでなく、観察する医師にも、薬が実薬か偽薬（プラセボ）かわからないようにする二重盲検試験が一般に用いられている。場合によっては、偽薬がかなりの効果を示すことがあるからである。このように慎重な研究計画によって、影響する可能性のある因子を除き、科学性を高める努力がなされてきた。

以上に述べたいずれの疫学的手法も、詳しくは述べないが、かなり長い歴史をもっている。例えばコホート研究としては、第二次世界大戦後のアメリカのフラミンガム研究が有名である。[4][5] アメリカでは増え続ける心臓病を起こす因子を明らかにするため、一九四八年からマサチューセッツ州フラミンガムという小さな町の住民を対象としたフラミンガム研究がはじまった。その結果、高コレステロール血症、高血圧、心肥大、肥満、喫煙などが、心臓病を起こすリスク因子となることが明らかにされた。ちなみに「リスク因子」という言葉は、このフラミンガム研究から生み出されたものである。

またイギリスでは、後に述べるように、第二次世界大戦後の一九四六年に生まれた子どもを対象としたコホート研究が現在も続き、多くの情報が得られている。[6] 日本では、脳卒中の研究からはじまった、福岡県久山町のコホート研究が有名である。[7] 最近では、ゲノム情報を基礎として病気との関係を調べるゲノムコホート研究が大規模に行われつつある。

ＥＢＭの誕生

こうした臨床疫学の進歩を背景として、マックマスター大学（カナダ）の臨床疫学の教授、Ｄ・サケット（D. Sackett, 1934-2015）らのグループから、ＥＢＭというコンセプトが生まれ、それがまたたく間に全世界に広がった。[8] サケットらは一九七〇年代の後半から、医師が臨床医学雑誌をどのように読むべきかについて、臨床医に役立つような講義シリーズを計画した。最初はレジデントなどの現場の臨床医に、論文をどのように批判的に読むかを講義するシリーズであった。しかしそれだけでなく、得られた情報の批判的吟味を、臨床医が患者の問題の解決に応用するよう促す必要性を感じたサケットらのグループは、これに対して「証拠（エビデンス）に基づく医療（ＥＢＭ）」という名称を考えた。[9] すなわち「重要な臨床上の疑問を明確にし、それに関する論文を徹底的に調べ、エビデンスとその強さを知り、それを臨床上の問題に適用する」ことが、ＥＢＭである。そしてアメリカのグループと協力して、アメリカ医師会雑誌、*Journal of American Medical Association* にユーザーズガイドが掲載され、全世界に広がることとなった。[9][10]

ＥＢＭは、従来の医師の直感、経験や、病態生理学的な推論は臨床上の決断を下すには十分でないこと、臨床研究の結果を批判的に吟味することが重要であることを指摘した点で、ある意味で臨床医学のパラダイム転換ということができよう。より多くの精度の高いデータを集め、しっかりした科学的根拠に基づいた判断が臨床の現場でできるようにしようとするものである[11]。しかも患者の置かれている状況から、治療法などの選択はエビデンスだけでは決められないこと、エビデンスにも少数例の観察から系統的なレビューまでヒエラルキーがあること、などが指摘されているのも重要である。しかし症例数の少ない疾患では、どのようにＥＢＭを確立するかは残された課題であろう。

診療ガイドラインの普及と弊害

多忙な臨床の医師が、ＥＢＭを実施するために多くの論文を調べ、ヒエラルキーの高い情報を知ることは必ずしも容易なことではない。そこで国の内外で、診療ガイドラインが公表されている。診療ガイドラインとは「診療上の重要度の高い医療行為について、エビデンスのシステマティックレビューとその相対的評価、益と害のバランスなどを考慮して、患者と医療者の決定を支援するために最適と考えられる推奨を提示する文書」と定義されている。ＥＢＭを日常の臨床における意思決定に簡便に適用するうえで、ガイドラインは適している。しかし現場の医師がこれを安易に活用すると、問題を生じる可能性がある。まずＥＢＭの原則とその長所と限界を十分知っておくことが必要である。

ＥＢＭは多数例についての観察から得られたエビデンスに基づいている。統計的にどの程度のp値が得られているか、例外がどの程度の割合であるのか、対象とした年齢が日常診療の患者と一致しているか、などに注意すべきである。また治療法の評価にはＲＣＴが不可欠であるが、治療群と対照群をそろえるため年齢などに一定の制約があって、合併症を有する者、高齢者などは排除されることが多い。したがってＲＣＴの結果を日常診療に適用するにあたっては、それらの点に配慮すべきである。日常の臨床で出会う患者は、論文で報告されている症例と、必ずしも性、年齢、臨床的な条件などが一致しないからである。

ＥＢＭの登場は、少人数を対象とした研究成果から発展してきた医療と比較して、多数例を対象とした、より科学性の高いエビデンスに基づく医療の重要性を指摘したことと、それに基づくガイドラインの導入によって医療の平準化に貢献してきたことは間違いがない[12]。しかしエビデンスが得られた背景やその確度などを理解せず、安易にガイドラインのみに頼ることは大きな問題である。臨床に適用するにあたってはＥＢＭが登場した背景を知り、慎重に個々の症例に当てはめるべきで、現在のエビデンスと考えられているものにも一定の限界があることに注意しなければならない。

トランスレーショナル・リサーチの登場

薬物やその他の治療法の科学的評価は、ＥＢＭの一つの重要な要素である。これと関係して、一九九〇年代の中頃からアメリカでトランスレーショナル・リサーチ（ＴＲ）という新しいコンセプトが登場し、*Journal of Translational Science*、*Journal of Translational Medicine* などの専門誌も数種類刊行されるようになった。基礎研究の成果を効率よく臨床に持ち込むための研究で、日本でも二一世紀に入って注目されるようになった[(12)(13)]。日本語としては「橋渡し研究」という言葉もよく用いられる。ＴＲはかなり漠然とした概念で、薬物、医療機器、再生医療などの細胞治療が対象となり、対象によって手順が異なっている。

薬物の開発を例にとると、基礎研究の結果、薬物の候補が見出されると、その毒性、薬

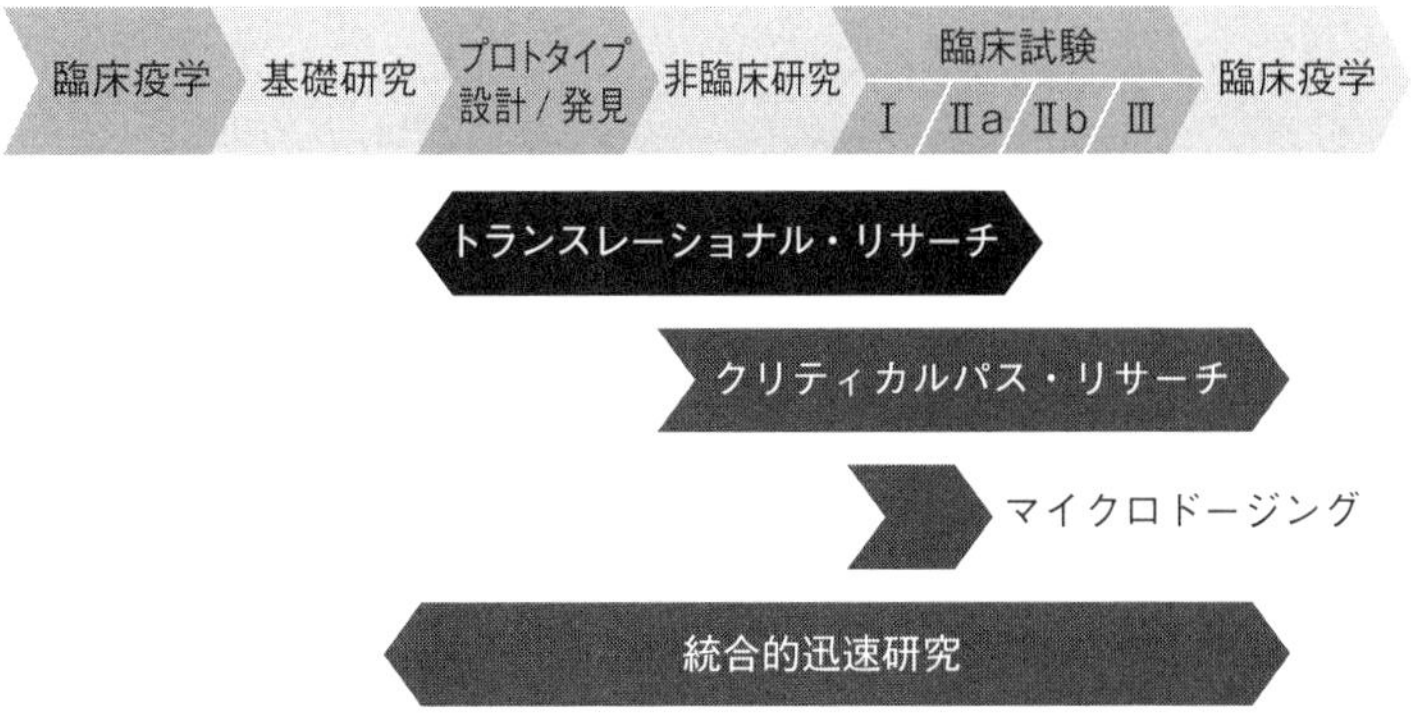

図2-1　創薬のプロセスとトランスレーショナル・リサーチ、クリティカルパス・リサーチ、統合的迅速研究の関係

トランスレーショナル・リサーチ（TR）は基礎研究、特にプロトタイプの発見から、非臨床試験を経て、臨床試験第Ⅱ相ａの（少人数の患者を対象とした試験）までをいう。薬物の発売後に行われる臨床試験（臨床疫学）では、長期効果、副作用などを観察することが求められ、第Ⅳ相試験ともいわれる。統合的迅速研究（ICR）は、第Ⅰ相前のマイクロドージングなどの手法や、第Ⅰ相と第Ⅱ相ａをオーバーラップさせながら進める手法である。

物動態、薬効薬理など一連の非臨床試験を実験動物で行わねばならない。そのうえで、健常人を対照として安全性などを評価する第Ⅰ相試験、少数例、次いでやや多くの患者を対象として有効性を観察する第Ⅱ相試験ａ（少数例の探索的試験）、およびｂ（より症例を増やしての探索的試験）、多数例を対象として行うＲＣＴである第Ⅲ相試験がある。このうち非臨床試験から第Ⅱ相試験ａまでを、ＴＲという（図2-1）。動物実験で有効性が認められても、ヒトに応用しようとすると効果がなく、脱落する例がたいへん多い。それはヒトの病気と動物の病気との間で成因が異なる場合が多いこと、人は一人ひとり遺伝素因も環境因子も異なることなどの理由による。したがってこのTRをいかに効率よく実施するか、が問題となる。

私は二〇〇五年から数年間、科学技術振興機構研究開発戦略センター（CRDS）の首席フェローを務め、医学を担当した。CRDSはそれぞれの分野の研究開発状況を俯瞰して重要課題を選び出し、専門家を招いて討論したうえで、研究開発の方向を提言する組織である。私は、日本では遅れているTRを第一に取り上げることとし、数名からなる専門家のチームをつくって検討した。そしてTRを迅速化するための提言を行った[14][15]。それと同時に、私が計画の段階から深くかかわっていた神戸医療産業都市に、文部科学省の支援も得て臨床研究情報センター（Translational Research Informatics Center：TRI、現在は医療イノベーション推進センターと改称）を設立した[12]。全国の大学や公的研究機関で行われるTRを、支援するための組織である。

一般にTRは製薬企業が実施するものであると考えられてきた。しかし、患者数が少ない薬物の場合、また薬物以外の医療行為、例えば再生医療や医療機器の開発などの場合には、研究者が実施しなければならないことがむしろ多い[16]。さらにTRにおいて最も重要なことは、基礎研究の成果をよく理解して、それを臨床に導入すること、そしてその成果を基礎研究に反映することである。ベンチからベッドサイドへ、ベッドサイドからベンチへと表現される研究分野であって、医師研究者の重要な活動の場となるといえよう。

一般診療は、その患者個人のために行うのに対して、ＴＲは患者集団のために実施するものであるので、インフォームド・コンセントや倫理に十分配慮しなければならない。今後、アンメット・ニーズは高いが患者数の少ない疾患への薬物療法の開発や再生医療など、アカデミアによるＴＲの必要性は拡大していくものと考えられる。

新薬の開発とＴＲ

ＴＲが重視されるようになった理由の一つは、新薬の開発が困難になったことによる。薬物の多くは小分子化合物であったが、動物実験で有効であっても、臨床に導入すると無効であったり、副作用があったりして第Ⅱ相試験で撤退せざるを得ないものが続出した。ＴＲが注目されたのも、こうした障害をどのように乗り越えるか、検討が必要であったからでもある。そのため種々工夫されたが、その一つとしてマイクロドージングという手法が導入された。これは薬物候補物質をはじめて人に投与する第Ⅰ相試験の前に、予想される使用量の百分の一の量を投与して、生体の応答を鋭敏な方法で測定する手法である。[17]

また最近では、薬物のリポジショニング（repositioning）も注目されている。[18] リポジショニングには多様な意味があるが、薬物については既存の薬物を今まで検討されてこなかった疾患に適用することをいう。すでにその薬物の動態、副作用などが知られているので、より効率的に、低コストで開発できるというメリットがある。よく知られた例は非バルビツール酸系睡眠薬サリドマイドで、妊婦が服用すると胎児に形態異常が生じることで全世界的に禁止された。最近、ハンセン病、多発性骨髄腫の治療薬として効果が認められ、用いられるようになっている。二〇一九年一一月に発生したCOVID-19の場合にも、有効薬剤を速やかに見出すため、リポジショニングの手法が試みられている。

第2章　ゲノム情報に基づく医学
そしてprecision medicineへ

ヒトゲノムの解読　――神の言語の理解へ向けた挑戦

ＥＢＭが登場した一九九〇年代、医学にもう一つのパラダイム転換が起こりつつあった。それはヒトゲノムの解読である。

一九七〇年代に組換えＤＮＡ技術やヌクレオチド解析技術が進み、個々の遺伝子のクローニング（ＤＮＡまたはｍＲＮＡの単離）によって、そのヌクレオチド配列の決定が可能になった。さらに一九八〇年代から、ヒトゲノム全体の解読をすべきであるという意見が学界から生じ、一九九〇年に国際ヒトゲノムプロジェクトが、米、英、日、独、仏、中国などの共同ではじまった。しかし当時の技術では、三十億塩基対をもつヒトゲノムの解読はたいへんな難事業であって、最初の責任者であったJ・D・ワトソン（J.D. Watson, 1928–）が自著で詳しく述べているように、さまざまな曲折があった。[1]特にJ・C・ベンター（J.C. Ventor, 1946–）が率いる企業、セレラ・ジェノミックス社がショットガン法という国際プロジェクトとは異なる方法で解読競争に参入したことによって、特許などのさまざまな問題が生じた。

最終的には両者の間で妥協がはかられて、二〇〇〇年六月にヒトゲノムのドラフト・シークエンス（粗稿）が発表された。そのときアメリカの大統領、W・クリントンと、イギリスの首相、T・ブレアが演説したが、クリントンが「神が創造に使った言葉を学びつつある」と述べたのはよく知られている。そして二〇〇三年には標準的なヒトゲノムの解読終了が発表された。この最終版では、ヒトゲノムの九十九％を、九十九・九九％の精度で解読できたと発表されている。当時、私は総合科学技術会議の議員を務めていたので、小泉純一郎首相に状況を報告し、このプロジェクトの意義と日本の果たした役割についてビデオで公表していただいた。日本は約六％しか貢献できなかったので『ゲノム敗北』という本も出版されたが、この書物にも書かれているように[2]、事業への参加がだいぶ出遅れてしまったためである。しかも解読終了後の対応も不十分であって、残念ながら日本のゲノム研究の遅れは現在も続いている。

新しい千年紀（ミレニアム）の科学政策

これより少し前の一九九九年、新しいミレニアムを目前に控えて、小渕恵三首相からミレニアム・プロジェクトについて、当時の総理府の科学技術会議に相談があった。新しいミレニアムが近づくなかで、小渕－クリントン会談で科学技術に関する日米間のミレニアム対話がはじまったばかりであって、私はその日本側の代表を務めていた。小渕総理は、この機会に日本の科学技術をいっそう推進することを目的として、高齢化、情報化、環境対応の三本の柱からなるプロジェクトを計画されたのである。私は高齢化対応、すなわち医学・生命科学の分野を担当することとなった[3][4][5]。すでに科学技術会議の内部でかなり議論していたところもあったので、この機会にゲノム医学、発生・再生科学、植物科学、バイオリソースの四研究センターをつくることを提案し、それらが理化学研究所の組織のなかで実現することとなった。

またゲノム研究が全世界で活発化していることを受け、（1）ヒトゲノム多様性プロジェクト、（2）疾患遺伝子プロジェクト、（3）バイオインフォーマティクス・プロジェクト、（4）発生・分化・再生プロジェクト、（5）イネ・ゲノムプロジェクトなどのプロジェクト研究を発足させた。先に述べた国際ヒトゲノムプロジェクトがかなり終わりに近づいてきたなかで、次はゲノムの個人差、人種差や、身長、皮膚の色などの身体の表現型（phenotype）や疾患がゲノムとどう関係しているかの解明が、重要な課題となると考えたからである。

このうちゲノムの多様性、すなわち個人差の存在はすでにある程度知られており、特に人種間の相違が問題となっていた。間もなくアフリカ系、ヨーロッパ系、アジア系の人々のゲノムにおけるハプロタイプ、すなわちゲノムの構成を明らかにしようとするHapMapプロジェクトがはじまり、理化学研究所が参加することとなった。そこでミレニアム・プロジェクトでは、ヒトゲノムについては疾患遺伝子プロジェクトに力を入れることとした。

当時すでに、ヒトゲノムには**図2-2**に示すように多様なバリアント（多型）※があることが知られていた。それらは、ある一つの塩基、例えばグアニン（G）がシトシン（C）に

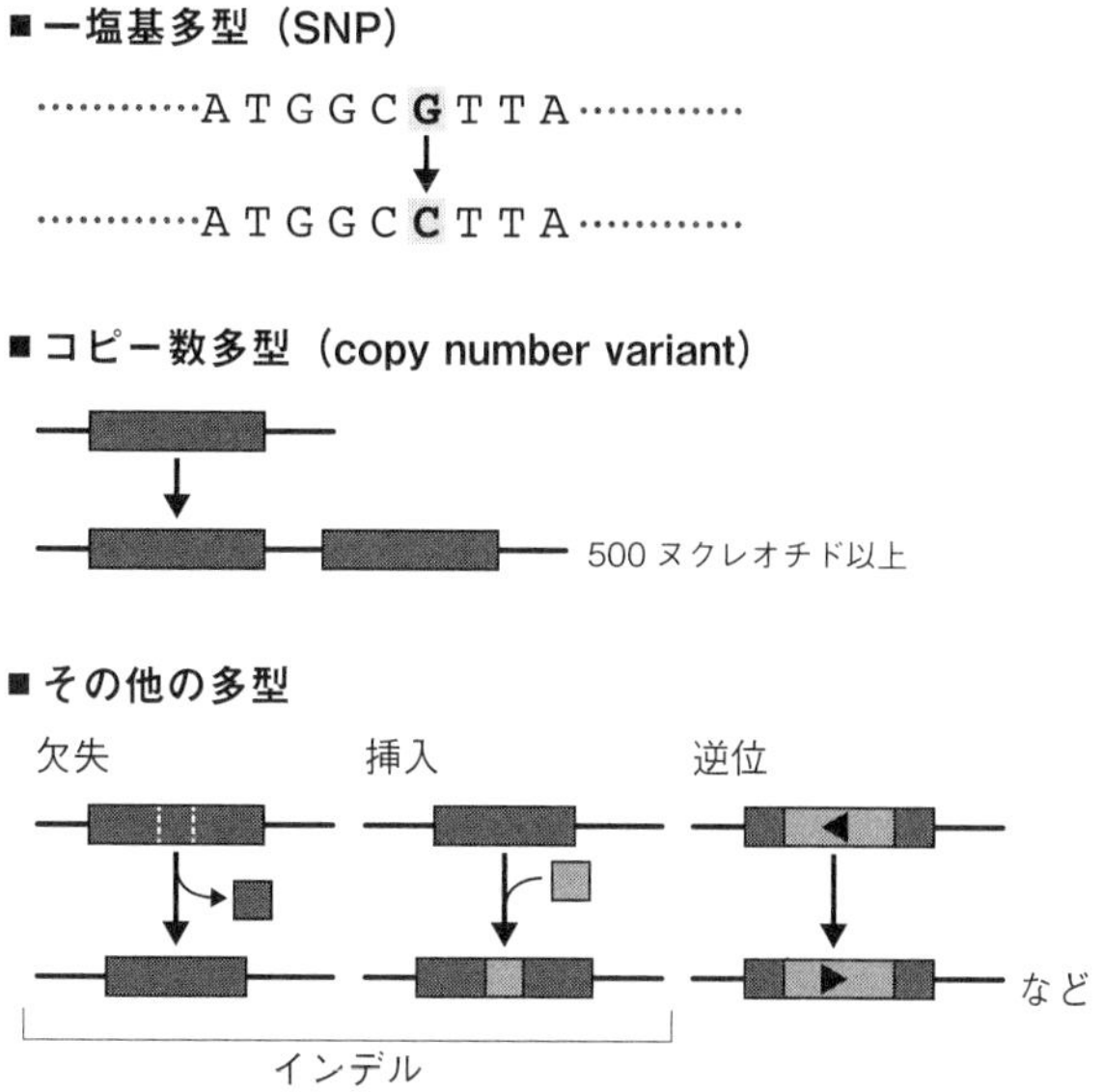

図2-2　ゲノムの多型

※ 多型は、検査した人口の一％以上にみられる標準とは異なった部位を指す。バリアントは、この定義にかかわらず、標準とは異なった部位を指す傾向がある。本書では主として多型を用いるが、バリアントを用いることもある。また病気を起こすときには多型という言葉はあまり使われない。

置換された一塩基多型（ＳＮＰ）、塩基の欠失または挿入、※五百ヌクレオチド以上のコピー数多型、一定数のヌクレオチドが逆に挿入された逆位、他の部位に転座した転位などである（**図2-2**）。このうち全ゲノムにわたってきわめて多数存在するＳＮＰを指標として病気との関連を明らかにしようとするのが、全ゲノム関連解析（genome-wide association study、以下、ＧＷＡＳ）である。すなわち病気のある人とない人を多数集めて、ある特定のＳＮＰの頻度に相違があれば、その部位または近傍に病気と関係した遺伝子が存在するという発想から開発された方法である(6)(7)。

ミレニアム・プロジェクトでは、ＧＷＡＳを行うべく五大疾患（アルツハイマー型認知症、糖尿病、高血圧、気管支喘息、がん）を取り上げ、研究班を組織して、当時利用可能であったいわゆるインベーダー法を用いて、疾患に関連するＳＮＰの研究を行った。しかしこの方法は後に登場したマイクロアレイ法に比べて煩雑で、多くのＳＮＰを用いて研究することができなかったこと、当時はゲノム配列も決まっていなかったこともあって適切なＳＮＰの選択が難しく、みるべき成果をあげることができなかった。また日本では共同研究体制を組んで、多数例を集めて研究することが意外に難しいことも経験した。

その後、マイクロアレイ技術が登場し、きわめて多くのＳＮＰを用いたＧＷＡＳが可能となって、人の形質や疾患とSNPの関係に関して多くの論文が報告されるようになってきたが、まだ多因子疾患の遺伝素因の全貌は明らかになっていない(8)。この点については、次章に述べることとする。

ミレニアム・プロジェクトが日本の科学に何をもたらしたか、十分な成果が上げられなかった面があるが、その理由は何か、考えておかねばならない。私は二〇〇四年、任期満了とともに総合科学技術会議を去ったので、その後、これについてどの程度議論がされたか定かではない。ただ一般に言えることは、日本の科学技術政策では性急に結果を求め、成果が不十分であるとすぐに予算を切る傾向がある。もとより科学技術予算に限界があるので、やむを得ない面があるが、重要と考えられる研究プロジェクトはもう少し息長く支援し、研究に立ちはだかる壁を粘り強く打ち破る努力をしていく必要があると考える。視野の広い研究者が、もっと政策について助言すべきであろう。

※　両者を合わせてインデル（indel）と呼ぶ。

次世代シークエンサーの登場とがんゲノム医学の進歩

国際ヒトゲノムプロジェクトには膨大な費用がかかったが、その後、アメリカ国立衛生研究所（ＮＩＨ）の支援もあり、次世代シークエンサーが次々と登場して、全ゲノムまたはエクソン全体であるエクソームを短時間、低価額で解析することが可能となって、臨床に活用されるようになった。その一つが、がんの臨床である。

がんが、ｓｒｃなどのがん遺伝子、あるいはｐ53などのがん抑制遺伝子の異常によって起こるという考え方は、二〇世紀後半に登場した。その後、がん組織の遺伝子の検索が、例えば The Cancer Genome Atlas などの国際共同研究(9)によって進み、細胞増殖に関連するさまざまな遺伝子の異常によってがんが起こるとする考え方が広く受け入れられるようになった。これがドライバー変異と呼ばれるもので、肺腺がんにおける上皮成長因子レセプター（ＥＧＦＲ）の変異、乳がんにおけるＨＥＲ2遺伝子の変異が、その代表的な例である。

またより大きな遺伝子異常として、融合遺伝子も知られている。例えば慢性骨髄性白血病では、高い頻度で染色体の相互転座によってフィラデルフィア染色体が出現する。その結果ＢＣＲ-ＡＢＬという融合遺伝子が生じ、弱い活性のがん遺伝子ＡＢＬの活性が増強

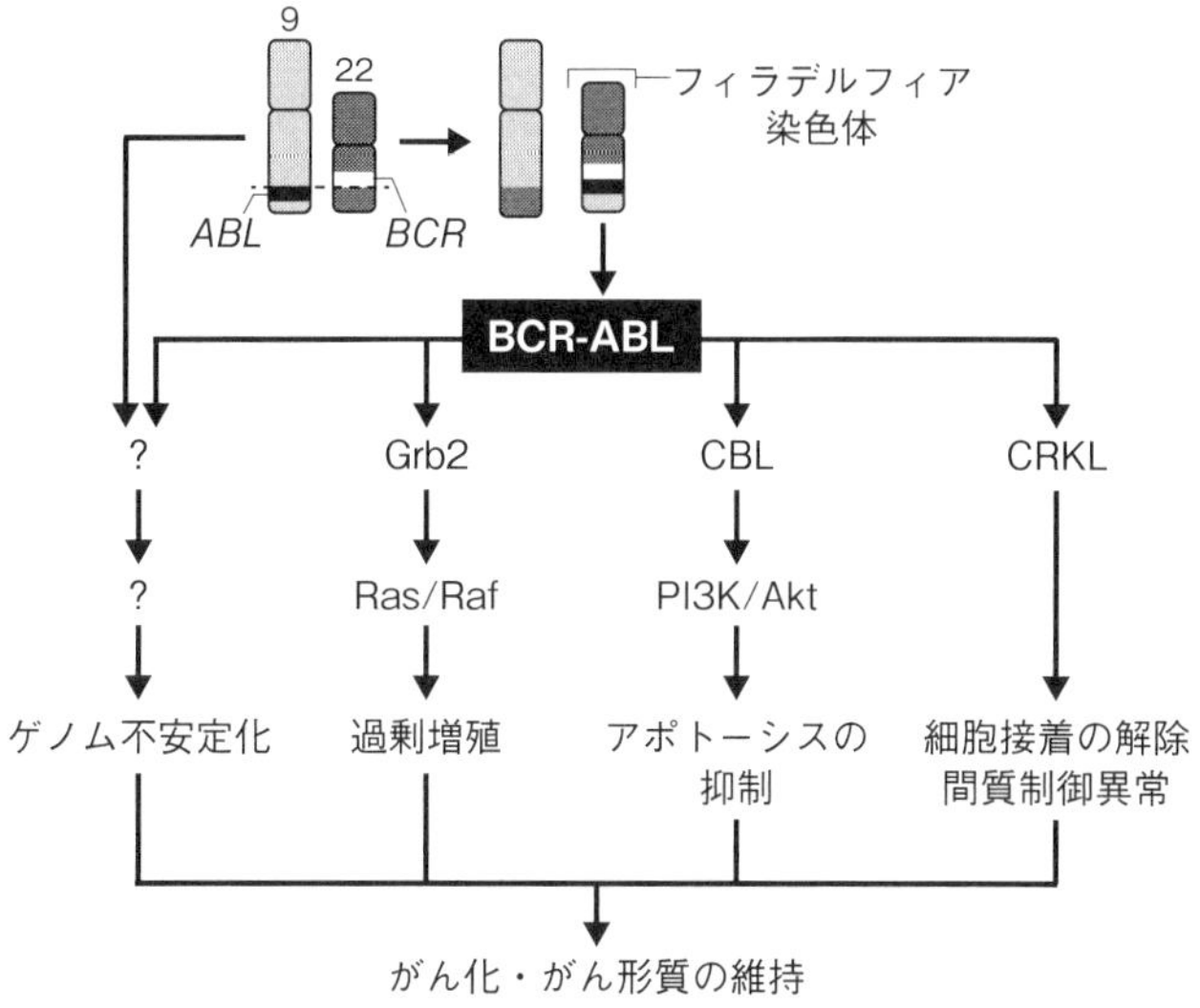

図2-3　慢性骨髄性白血病の発生・維持機能

されて、がん化することが明らかになった[10]（**図2-3**）。このような融合遺伝子の例としては、BCR-ABLのほかに、日本で見出された肺腺癌におけるEML4-ALKなど、いくつかの種類が知られている[11][12]。

ドライバー変異は、数は少ないとはいえ、正常組織にも存在することが報告されている。例えば紫外線がよく当たる眼瞼皮膚[13]や、種々の食品にさらされる食道粘膜などで[14]、組織学的には正常であるにもかかわらず、がんと同様のドライバー変異が観察されている。ドライバー変異があるにもかかわらず、がん化しない場合がなぜあるのか、まだ完全には明らかになっていない。これについては複数の遺伝子変異が起こることによって、がん化に進展するとする見解もある。その他、変異の種類の相違、エピジェネティックな変化を重視する説や、がん細胞の存在する微少な環境（マイクロエンバイロンメント）の状態、免疫や炎症にかかわる細胞の関与など、いくつかの因子が関係している可能性が大きい。人体には予想以上に多くの突然変異があり、加齢とともに増加することが明らかになっている。それだけに、発がんのメカニズムの理解も決して容易ではない。

がんのドライバー変異が臨床的に注目されるのは、それが治療に関係するからである。例えば慢性骨髄性白血病では、融合遺伝子BCR-ABLに結合してその作用を抑制するイマチニブがきわめて有効であることが見出され、いわゆる分子標的薬の先陣を切った（**図2-4**）。続いてHER2、EGFR、EML4-ALKなど、いくつかのドライバー変異に対して有効な分子標的薬が登場して、がんの化学療法が大きく変わりつつある。しかも臓器や病理学的所見は異なっても、同じ変異があれば薬剤は有効であることが報告されている。

こうしたことから、がんの診療にゲノム検査が導入されるようになった。まだすべてのドライバー変異に対してそれぞれ対応する薬物が開発されているわけではないし、分子標的薬だけでがん治療を達成できるものでもない。というのも、いったん効果があっても治療中にがんが抵抗性を獲得し、そのため新しい標的薬が必要になることが多いからである。しかしがん治療を行うにあたって、ゲノム情報が重要な役割を果たす時代になったのは疑いがない。precision oncologyという言葉が使われるのは、そのような背景があるからである。

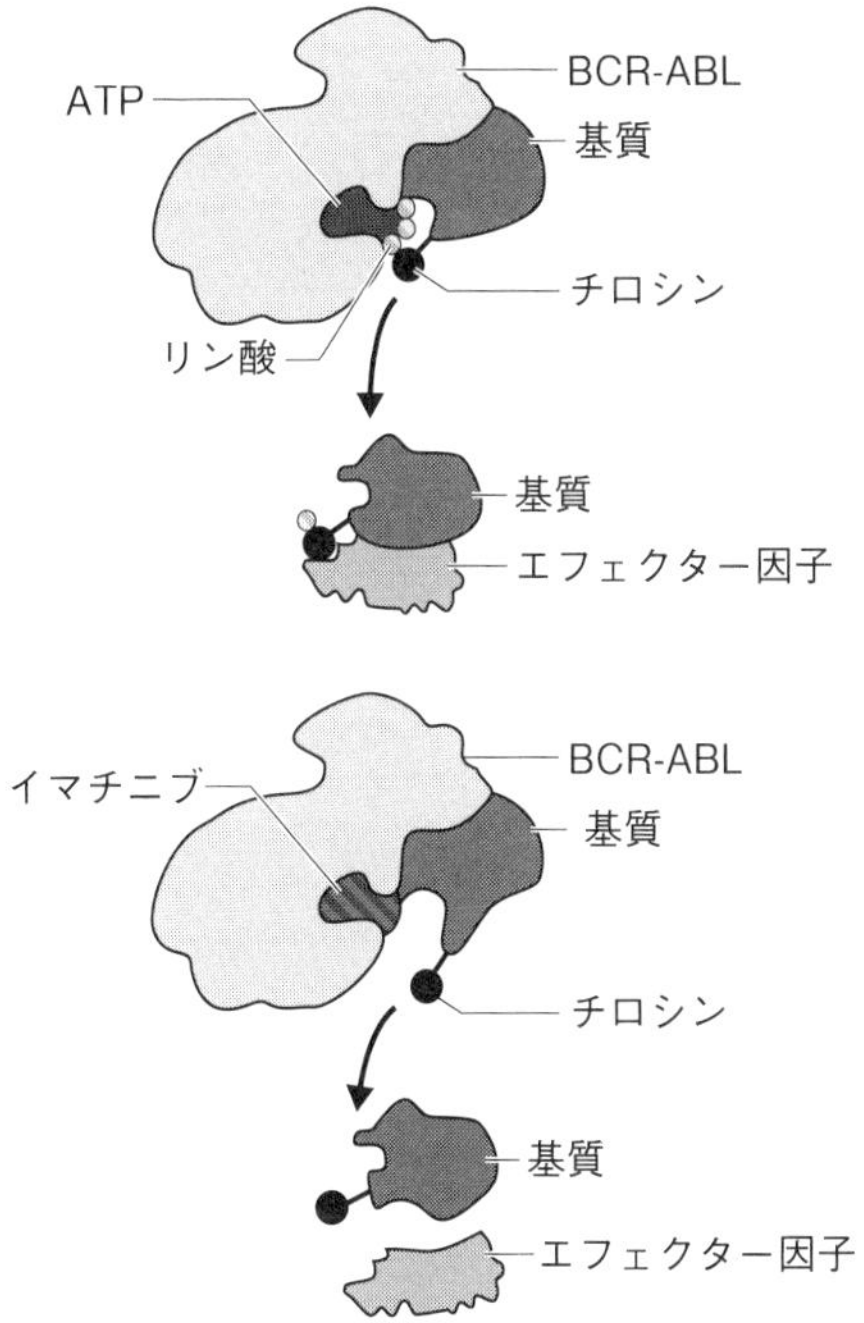

図2-4　慢性骨髄性白血病におけるイマチニブの作用機構

BCR-ABLにはATP結合部位があり、それによって基質をリン酸化する。イマチニブは、このATP結合部位に結合して、基質のリン酸化を抑制する。

(Goldman JM, et al：Targeting the BCR-ABL tyrosine kinase in chronic myeloid leukemia. *N Engl J Med*, 344：1084-1086, 2001より引用)

がんの免疫療法とゲノム医学

がんのゲノム医学と関連した今一つの話題は、新しいがん免疫療法である免疫チェックポイント阻害薬とCAR-T（chimeric antigen receptor T）細胞治療法の導入である。がんの免疫療法は長い歴史をもっており、いくつかの試みがなされてきたが、必ずしも良好な結果が得られていなかった。最近になって、がん免疫で重要な役割を果たす細胞傷害性Tリンパ球の細胞表面にあるタンパク質であるCTLA-4あるいはPD-1が、がんに対する免疫応答を抑制しており、単クローン抗体でその抑制をはずすと顕著な治療効果がもたらされる場合があることが明らかになって、急速に注目されるようになった。抗CTLA-4抗体の役割はアメリカのJ・P・アリソン（J. P. Allison, 1948-）[15]が、PD-1とその抗体の役割は日本の本庶 佑（1942-）[16]らが発見したもので、二人は二〇一八年のノーベル生理学医学賞を受賞している。

CTLA-4は、抗原提示細胞表面に存在するMHC抗原に結合した抗原ペプチドをTリンパ球が認識する過程で、他方PD-1は活性化したTリンパ球が腫瘍表面の抗原を認識してはたらく過程で、抑制的に作用している（**図2-5**）。いずれも健常人では過度の免

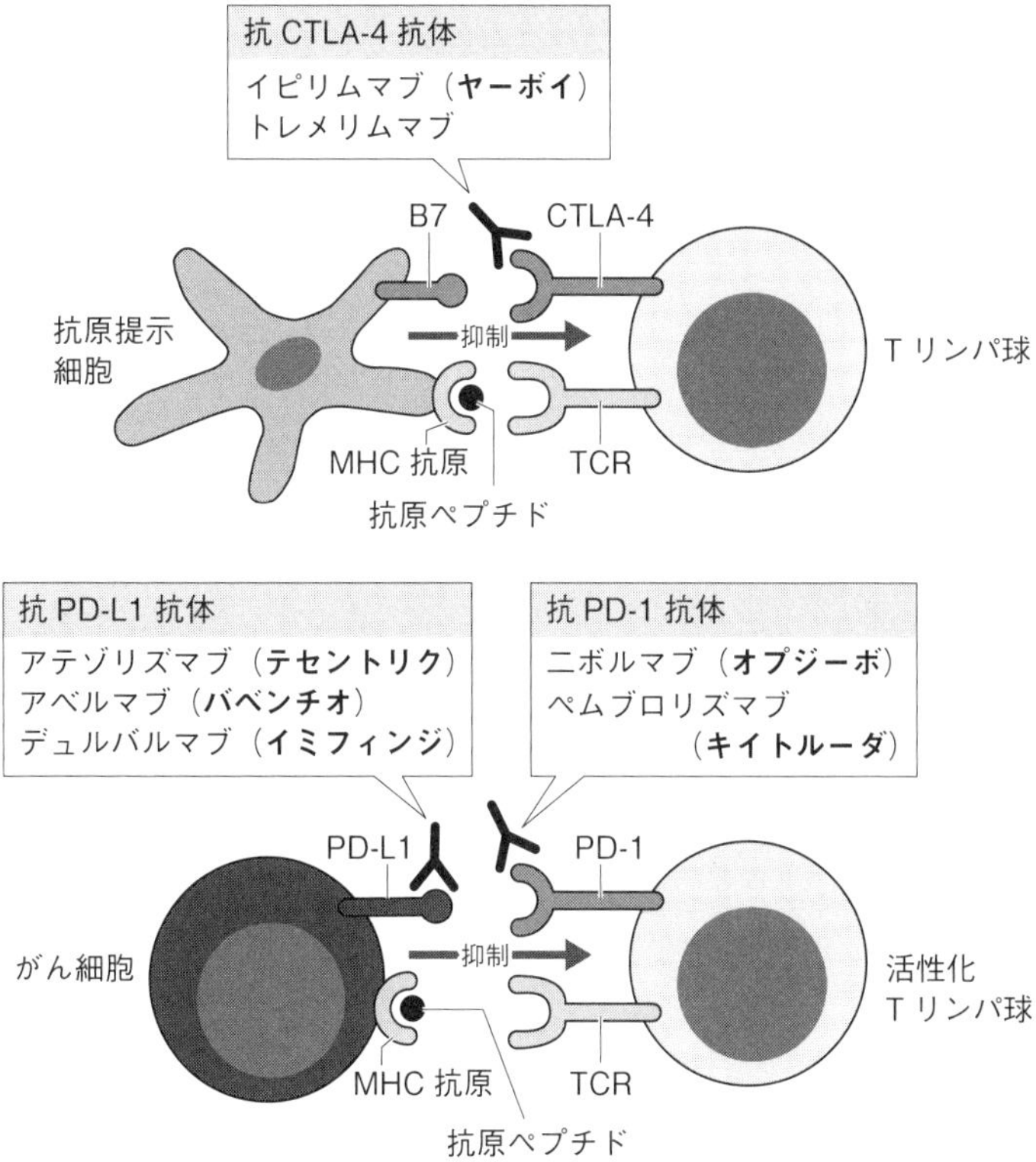

図2-5　免疫チェックポイント阻害薬の作用部位

CTLA-4は、樹状細胞のMHC（主要組織適合抗原）に提示されたがん抗原ペプチドがTリンパ球によって認識される過程で、PD-1は活性化されたTリンパ球がT細胞レセプターを介してがん細胞にはたらく過程で、抑制的に作用する因子である。抗CTLA-4抗体は最初の過程を、抗PD-1抗体あるいは抗PD-L1抗体は後の過程を抑制することによって、Tリンパ球のがん細胞への作用を増強する。
TCR：T細胞レセプター
〔AnswersNews（https://answers.ten-navi.com/pharmanews/）の記事をもとに作成〕

疫応答を、特に自己抗原への応答を避けるための機構であると考えられる。そしてがんはこのしくみを巧みに利用して、宿主の免疫反応を避けているものと理解される。

これらの免疫チェックポイント阻害薬は、従来治療法がほとんどなかった進行性のがん、例えばメラノーマなどにも劇的な効果をもたらすことがある。しかし、その有効率は腫瘍によって異なるとはいえ、二十〜三十％程度であるとされている。どのような例に有効であるかということについては、腫瘍における遺伝子の突然変異が多いことと、抗PD-1抗体の場合にはPD-1に結合するタンパク質であるPD-L1を腫瘍が発現していることなどが効果の指標になると報告されているし、免疫応答の個人差も影響すると考えられている。無効例に対しては何らかの手段で治療効果を改善できるか、検討が進められている。また副作用として治療中に1型糖尿病、ACTH単独欠損症などの自己免疫疾患を起こす場合がある。これは自己の体成分に対する免疫によるものである。

免疫チェックポイント阻害薬は、いったん効果が現れると、治療を中止してもその効果が長く続くことが多い。その点がほかのがん治療法、例えば従来の化学療法やがん標的療法と異なる点である。しかし、がんに対する生体の免疫応答の全貌は、まだ解明されていない。例えば自己の体成分への免疫を抑制的に調節する制御性T細胞が、がん免疫に関与する可能性も指摘されているので[17]、今後検討しなければならない課題である。なおCAR-T治療については、第3部で述べることとする。

大統領の演説で有名になったprecision medicine

二〇一五年の一般教書演説で、当時のオバマ大統領は「従来の医療は標準的な患者を対象としたものであった。こうした型にはまった医療は、ある患者にはたいへん有効であっても、別の患者には効果がない場合がある。今後は遺伝子、環境、ライフスタイルなどを考慮した、より個別的なアプローチによって、医療を革新できる。」と述べ、それを実現するためのprecision medicine initiativeをはじめることを宣言した。そして一部のがんではすでにprecision medicineがはじまっていることも付け加えている。

これを受けてＮＩＨは、次のようなより具体的な方針を公表した[18]。precision medicineはまずがんの診断・治療に応用されるであろうが、将来はあらゆる疾患を対象とするものである。そのために医学研究をさらに推進すること、そして個人の遺伝子や病歴を活用するため、プライバシーの保護が必要であることも強調し、さらに百万人のコホート研究も提案した。

その後、がんのprecision medicineについては、すでに述べたThe Cancer Genome Atlasや、The Genotype-Tissue Expression、The Clinical Proteomic Tumor Analysis Consortiumなどの国際的な共同研究が進んでおり、世界の多くの国で種々のがんにおけるゲノム異常の情報が蓄積されつつある。日本でも厚生労働省が指定した病院でがんのゲノム検査がはじまっており、それに従って、臓器別の病理組織学的ながんの分類からゲノムに基づく新しい分類へ、ある程度変わりつつあるように思われる。また次世代シークエンサーを用いて、DNAのみでなく、転写産物（mRNA、miRNAなど）の測定も可能になり、血液中のがん細胞由来の成分を測定するリキッド・バイオプシー（**図2-6**）が、がんの診断や予後の判定などに用いられるようになっている[19]。

がんに次いで注目されているのが、単一遺伝子病（メンデル遺伝病）である。これは単一の遺伝子の異常によって起こる先天性疾患で、遺伝子異常は両親のいずれか、または両方の胚細胞（germ-cell）に由来するか、減数分裂などの過程で起こる新たな変異（*de novo* mutation）である。precision medicineのアプローチが最も困難なのは、糖尿病、高血圧、心筋梗塞などのありふれた病気を含む複雑性疾患である。そのためオバマ大統領も

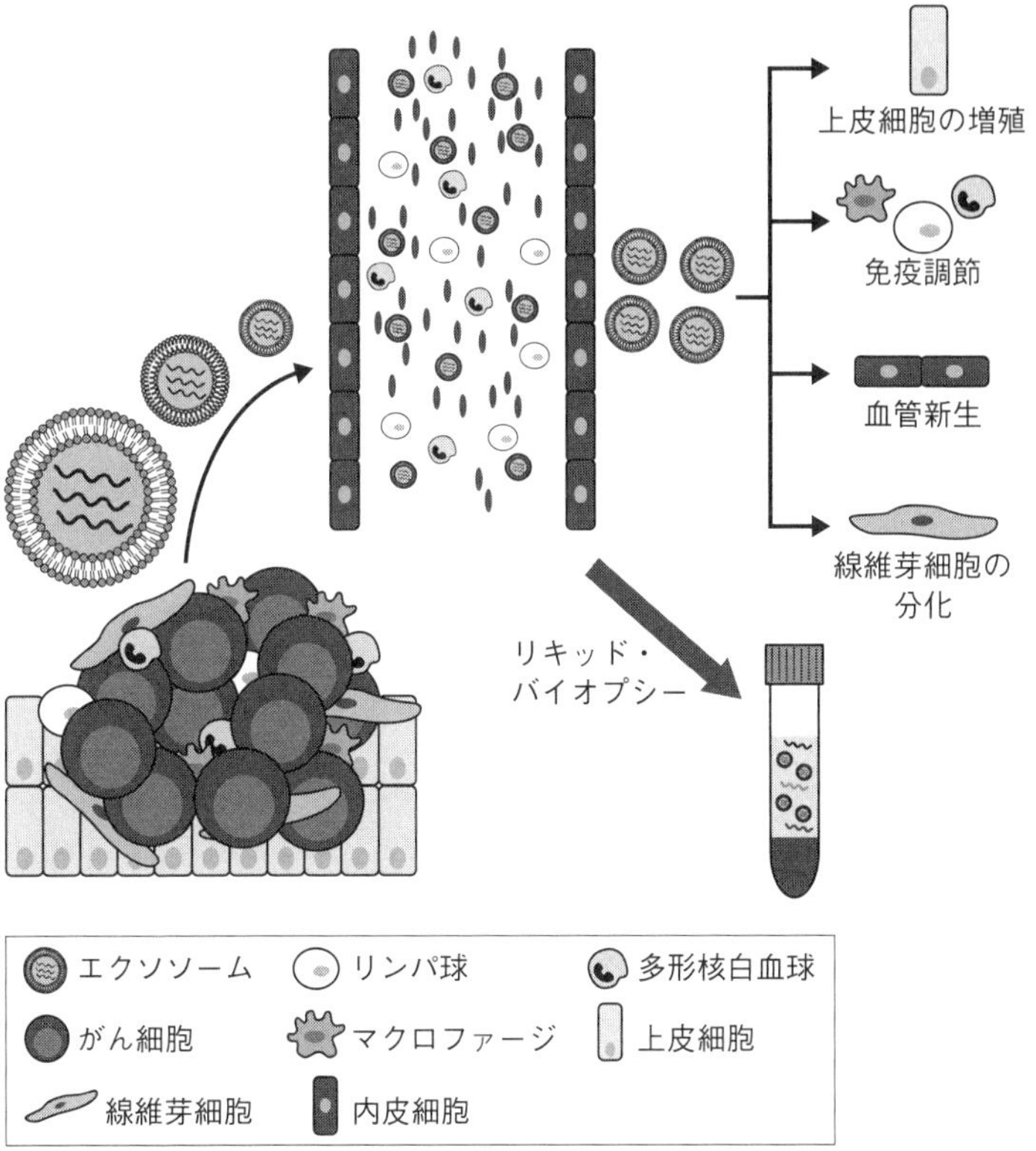

図2-6　肺がんのリキッド・バイオプシー　――エクソソームに含まれるmiRNAの検出

リキッド・バイオプシーは血液や体液を採取して、そこに含まれる成分（細胞、核酸など）を調べる検査方法。体液中のエクソソームに含まれるmiRNAが検査対象となることが多い。

（Fortunato O, et al：Exo-miRNAs as a new tool for liquid biopsy in lung cancer. *Cancers*（*Basel*）, 11：888, 2019より引用）

大規模なコホート研究などを提言しているが、これらについては第3部で述べることとする。

先天異常へのゲノム・ファースト・アプローチ

先天異常は、ゲノムの異常によって起こるものが多い。その種類はきわめて多いが、頻度はまれで、医師にとって診断が困難な場合が少なくない。二〇一八年発行の『10億分の1を乗りこえた少年と科学者たち』という本が注目を集めたのも、そうした理由からである[20]。この症例は、発熱、肛門部の瘻孔形成をくり返す分類不能な免疫不全の少年で、遺伝子解析を行ってXIAP遺伝子の突然変異が原因であると突き止め、骨髄移植により見事に救命できた。たいへん感動的な物語で、家族と医師、研究者の努力が生き生きと書かれていた。この遺伝子はX染色体上にあり、母親が保因者であったが、潜性遺伝（劣性遺伝）であるため発症していなかった。少年は免疫異常のため、炎症性腸疾患の症状をくり返し、肛門部にいくつもの瘻孔を生じていた。この症例の観察中に、同じ遺伝子異常がほかのグループから報告され、こちらはX連鎖リンパ増殖症候群を起こしていた[21][22]。同じ遺伝子異常が二つの異なる病態を示す場合があることになり，骨髄移植は，この少年において炎症性腸疾患の治療に有効であっただけでなく，リンパ増殖症候群を防ぐことにもなったのである。

この症例は免疫不全を主徴候としていたが，こうした例は「分類不能型免疫不全症（common variable immunodeficiency）」と総称されており，臨床症状も多彩で，責任遺伝子が明らかでないものが多い[23]。

先天異常で診断困難なものは，その他にも知能障害，低身長，先天性心疾患など，種類はきわめて多く，それらは当然ゲノム検査の対象となる。こうした先天異常の多くは，ゲノムのなかのタンパク質の情報をコードする，いわゆるコーディング領域（エクソン）の突然変異によって起こる。したがって全ゲノムのシークエンシングを実施しなくても，エクソン全体（エクソーム）の解析を行えば見出すことができ，はるかに低コストで実用的である。

難しい問題はシークエンシングによって多数見出されるバリアント（変異または多型，特に一塩基変異）はその数が非常に多いので，そのなかのどれが責任遺伝子であるかを決定することである。そのためにはバイオインフォーマティクスの活用が必須となる。現在およそ半分近くの例で決定が可能と考えられているが、多くの情報が蓄積されつつあるので、病因遺伝子の同定はしだいに容易になると期待される。したがって診断困難な先天異常の症例では、まずゲノムを調べるべきであるという、いわば「ゲノム・ファースト」ともいうべき主張もある。日本でも日本医療研究開発機構（AMED）が中心となって、大学病院や専門病院などで「未診断疾患イニシアチブ（IRUD）」がはじまっている。

しかし病気の原因となるのは、コーディング領域だけではない。ゲノムの各領域の機能を検討したアメリカのENCODEプロジェクトによると、エクソンは全体でゲノムの一・五％にすぎないが、ゲノムのおよそ三十七％は何らかの機能をもち、特に遺伝子発現の調節や組織特異的発現に関与していると予想されている。[24] したがってこうした調節領域、レギュローム（regulome）の機能をどのように解析していくかが問題となる。これについては、次章の多因子疾患の項で述べることにする。

これと関連した今ひとつの問題は、一見、普通の多因子疾患と考えられる症例のなかに、メンデル遺伝をする単一遺伝子病がどの程度含まれていて、それをどのように見つけていくかである。例えば2型糖尿病と考えられる症例のなかには、インスリン遺伝子、インスリン・レセプター遺伝子の異常、あるいはMODY（maturity-onset diabetes of the young）と総称される疾患などがまれに存在するが、いまだわれわれの知らない単一遺伝子病あるいはまれなバリアントがかなりの割合で含まれている可能性がある。最近、慢性腎臓病（chronic kidney disease）三千三百十五例においてエクソームの解析をした結果が報告されているが、そのうち三百七例（九・三％）は遺伝的変異体（バリアント）で、六十六の単一遺伝子病が含まれていたとされている。[25] 慢性腎臓病は本来成因が多様な病態であるだけに、このようなゲノム医学のアプローチが有用であろう。

今後の診断応用としては、次の三段階が考えられている。[26] まず第一は診断用パネルで、これは疾患ごとに作製することが必要である。家族性高コレステロール血症では四個の遺伝子でよいが、知能障害では千個の遺伝子が必要とされており、疾患によって異なる遺伝子数のパネルをつくらねばならない。こうしたパネルで診断できない場合には、エクソーム・シークエンシングが有用である。さらに場合によっては、全ゲノムシークエンシングに進まねばならないが、これらの場合にはインフォーマティクスの進歩がよりいっそう必要となる。[26]

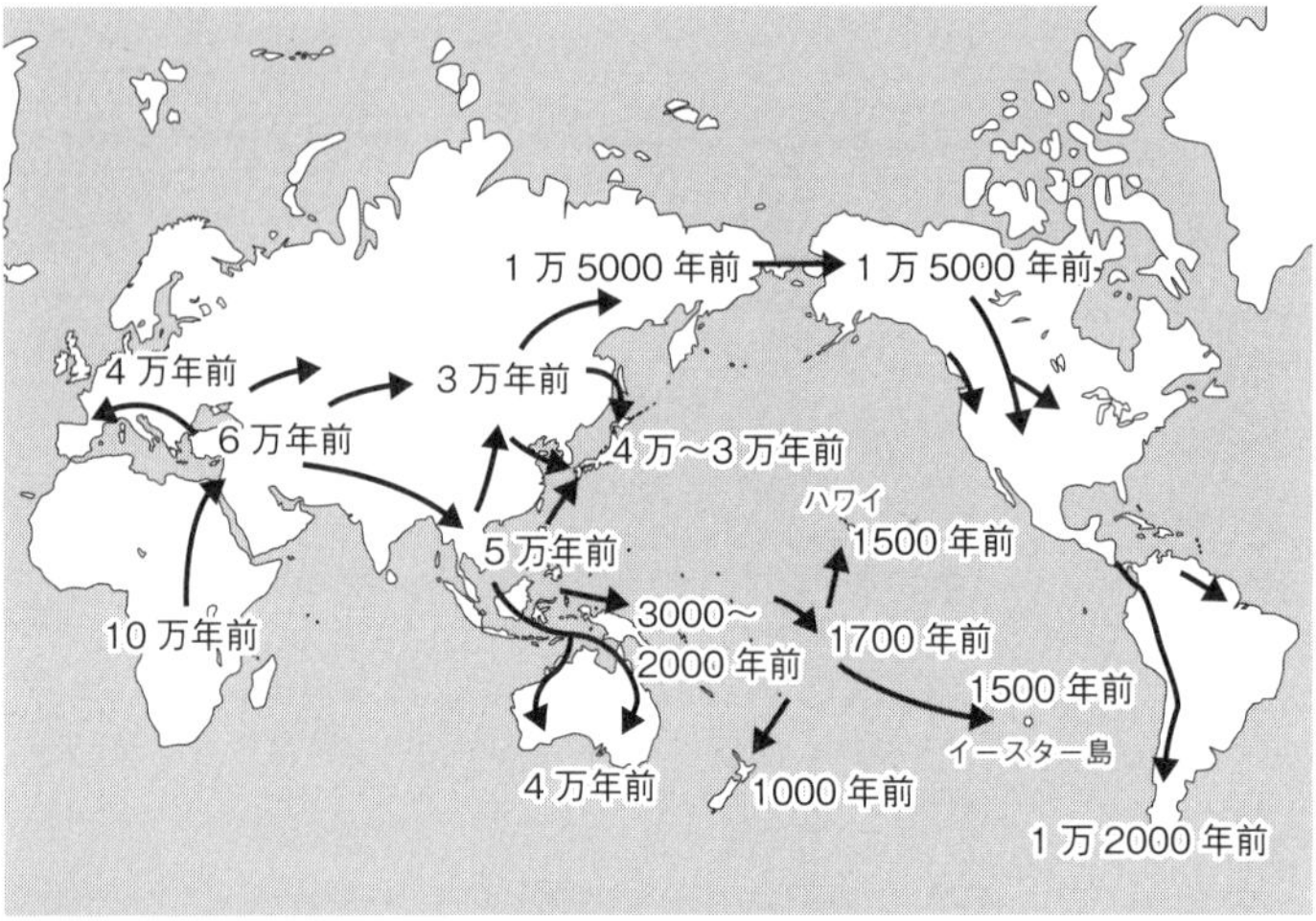

図2-7　ホモ・サピエンスの出アフリカと拡散
（『科学は、どこまで進化しているか』池内了著、祥伝社、2015年より引用）

人種によるゲノムの相違と医学
——集団遺伝学の重要性

ホモ・サピエンスは約二十万年前にアフリカで誕生し、アフリカ大陸内で広がるとともに、約六万年前にその一部がアフリカを出て全世界へ拡散したとするのが、現在定説となっている（図2-7）。それ以前にも出アフリカについては、それ以前にもあったとする説もあるし、ユーラシア大陸からオーストラリアへの拡散ルートについても不明の点が多い。最近になって、発掘された古い骨からゲノムを抽出して解読できるようになり、ホモ・サピエンスの全地球への拡散のルートがしだいに明らかになりつつある。[27]

さらに衝撃的なことは、この間にユーラシアにいたほかのホモ族、すなわち旧人類であるネアンデルタール人、デニソワ人と交配したことが知られるようになったことである。現在地球上に住む人々のなかで、アフリカ系の人を除いては、ゲノムの約二％がネアンデルタール人のゲノムに由来していると考えられており、約五万年前に遺伝子流入があったと推定されている。[28] デニソワ人は、ネアンデルタール人の骨が発掘されたデニソワ洞窟から見出された指骨のDNAによってネアンデルタール人とは異なる旧人類であることが証明された、ゲノムによってのみその存在が証明されたホモ族である。[29] デニソワ人とホモ・サピエンスの間にも、交配がかなりの程度にあったことが知られており、特に現在のパプア人、オーストラリア人ゲノムの三～六％はデニソワ人由来であるし、東アジア人でも約〇・二％はデニソワ人に由来するとされている。この遺伝子流入は、何回かあって複雑であることが知られている。[30]

こうした遺伝子流入が、現生人の身体形質や疾患と関係があるか否かは、興味のあるところである。アフリカを出たホモ・サピエンスがユーラシア大陸に比較的短時間で適応できたのは、長くこの大陸で過ごしてきた旧人類から流入した遺伝子による可能性は当然考えられる。注目されている一例をあげると、チベット高原に住むチベット人の高地適応である。ほかの地域の現世人、例えばアンデス地方に住む人々と違って、チベット人では赤血球増多が軽度である。その理由は酸素濃度の低下に反応するＨＩＦ（低酸素誘導因子）系の遺伝子、特に下流にあるＥＰＡＳ１、ＥＧＬＮ１のバリアントと関係しているらしい。そしてこのバリアントは、デニソワ人由来とみられている。[31] またグリーンランドのイヌイットでは、デニソワ人から流入したゲノムの部位にTBX15/WARS2という皮下脂肪でよく発現している遺伝子が認められており、寒冷地への適応と関係があるのかもしれない。[32]他方ネアンデルタール人の遺伝子流入は、ヨーロッパ系の人の皮膚の色、毛髪の色、身長などに影響した可能性が指摘されている。[33] これらはアフリカを出た人たちの、高い緯度の地域への適応に影響した可能性がある。

このような遺伝子流入のほかに、アフリカを出た人類は比較的少人数のグループで、例えば百五十人ぐらいずつが世界に広がっていったと推測されている。したがって必ずしも自然選択の圧がはたらかなくても、遺伝的浮動※によって、ある遺伝子がその集団のなかで偶然広がることがある。創始者効果と呼ばれる現象である。このことは、現在地球上に住むいろいろの人種のゲノムと病気の関係を調べるときに注意しなければならない点である。

ゲノムに刻まれた自然選択の例

自然選択が影響したと考えられる一例をあげてみよう。哺乳動物では乳汁中の乳糖を分解する酵素、ラクターゼの遺伝子が消化管に発現しているが、離乳とともにその発現が停止する。しかし、ユーラシア、アフリカの一部では、離乳後もラクターゼの発現が続く人、ラクターゼ持続者がいる。こうした人は牧畜民またはその子孫で、ラクターゼ遺伝子の上流に集団によって異なる突然変異が認められており（図2-8）、乳汁を飲み続けることが生存に有利であった結果、選択されたものと推定されている[34]。

もう一つは、自然選択の可能性があるが、説明の難しい例である。アルコールが分解されて生じるアセトアルデヒドは、さらにaldehyde dehydrogenase 2（ALDH2）によって分解される（図2-9）。このALDH2には一塩基が置換されたALDH2*2があり、東アジアの集団では、多いところでは六十%、日本では四十%強の人が、ALDH2*2を少なくとも一個もっている。ALDH2は四量体を形成してはたらくが、そのなかでたとえ一

※　集団の大きさが小さい場合、あるいは季節、飢餓などの要因によって集団が小さくなったとき、偶然にある遺伝子が集団に広まる現象を遺伝的浮動という。その現象が極端になると、ある個人の遺伝子が広まることになり、これを創始者効果という。

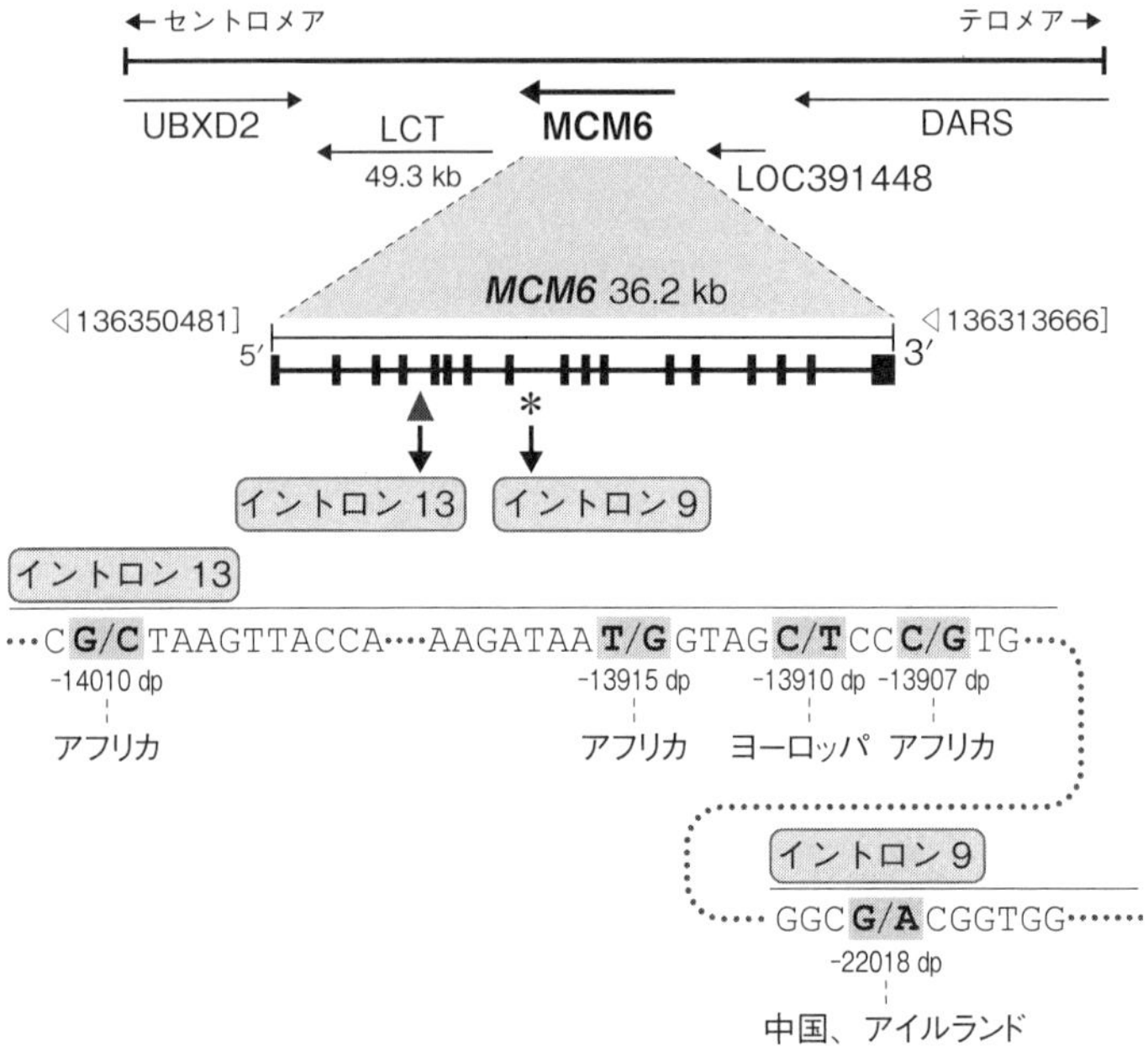

図2-8　ラクターゼ持続者におけるラクターゼ遺伝子の多型

ラクターゼ（LCT）遺伝子の上流にあるMCM遺伝子内に、集団により異なる多型が認められる。これらの多型がLCTの発現に影響を与える。

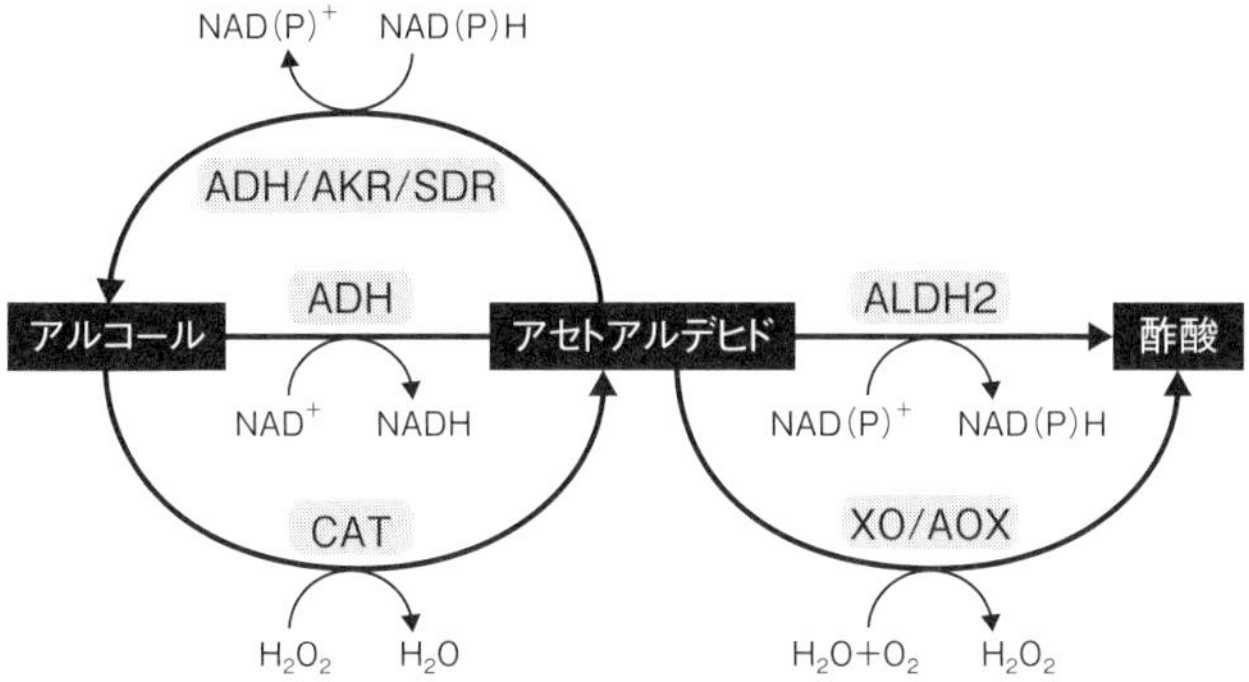

図2-9　アルコールの分解経路とALDH2

個がバリアントであるALDH2*2由来であっても、酵素活性は約六十%に低下する。こうしたバリアント保持者はアルコールに弱く、すぐに赤くなるので、オリエンタル・フラッシュといわれる。バリアント保持者がアルコールを飲むと、アセトアルデヒドが多く唾液に分泌されるので、食道がんなどにかかりやすい。(35)また、冠動脈のれん縮（スパスム）によって早朝安静時に起こる異型狭心症も東アジアに多いが、このALDH2遺伝子のバリアントをもった人に多いことが知られている。(36)このALDH2の多型の発端者は約六千年前の中国人で、次いでその多型が朝鮮、日本に広がったと考えられているが、偶然の遺伝的浮動では説明しにくく、このバリアントが何らかの形で生存に有利であったのではないかと推測されている。例えばアセトアルデヒドの寄生虫への毒性説などもあるが、真実は明らかになっていない。最近アメリカでも東アジア人の人口が増加しているので、ALDH2バリアントの健康への影響が注目されている[35]。

地球上に広がった人類が直面した重要な問題の一つは、地域による感染症の相違である。二〇世紀中葉まで、感染症は最も重要な死因であったし、現在も途上国では重要な疾患である。感染症の種類は地域によって異なっており、それが単一遺伝子病と関係する場合がある。最も有名な例がアフリカの鎌状赤血球で、ヘモグロビンβ鎖の突然変異によってヘモグロビンSと呼ばれる異常ヘモグロビンを生じる。この遺伝子異常のホモ接合体では赤血球が鎌型になり、血管閉塞や溶血などによって若年で死亡する。しかしヘテロ接合体は熱帯熱マラリア原虫に対して抵抗性を有しているので、サハラ以南のアフリカの多くの地域で、この遺伝子異常は十%を超えている。進化生物学で平衡選択※と呼ばれる現象で、マラリアの選択圧がいかに大きかったかを示すものであろう[37]。マラリアは他の血液疾患とも関係がある。

人種による感染症や免疫系の違いは多因子疾患の理解にも重要であるが、これについては次章に述べることとする。

遺伝子変異はどのようにして起こるのか

すでに述べた単一遺伝病は、ゲノムに生じた何らかの変異によって起こる疾患である。通常、核ゲノムの異常によるものが多いが、本書では述べないがミトコンドリア遺伝子の変異によるものもある。またすでに述べたがんも、基本的には核遺伝子変異によって起こるものと考えられている。それではこうした変異はどのようにして起こるのか、簡単に述べておきたい。

人のゲノムはおよそ三十億の塩基対よりなっている。**図2-10**に示すように、人は両親の胚細胞からゲノムを受け取って自らのゲノムを構成する。両親の胚細胞に変異（germ-line mutation）があれば、それが受精卵に伝達される。単一遺伝子病はこのような形で起こる。つまり、先天異常の多くは、親の胚細胞変異に由来する。[38] それ以外に減数分裂などの過程で、新しい変異（*de novo* mutation）が生じることがある。また、ただ一個の細胞である受精卵が三十兆を超える成体を構成する細胞へと分裂する過程で一定数の突然変異

※　異なるアレルをもつ集団が一定の割合で維持される現象。

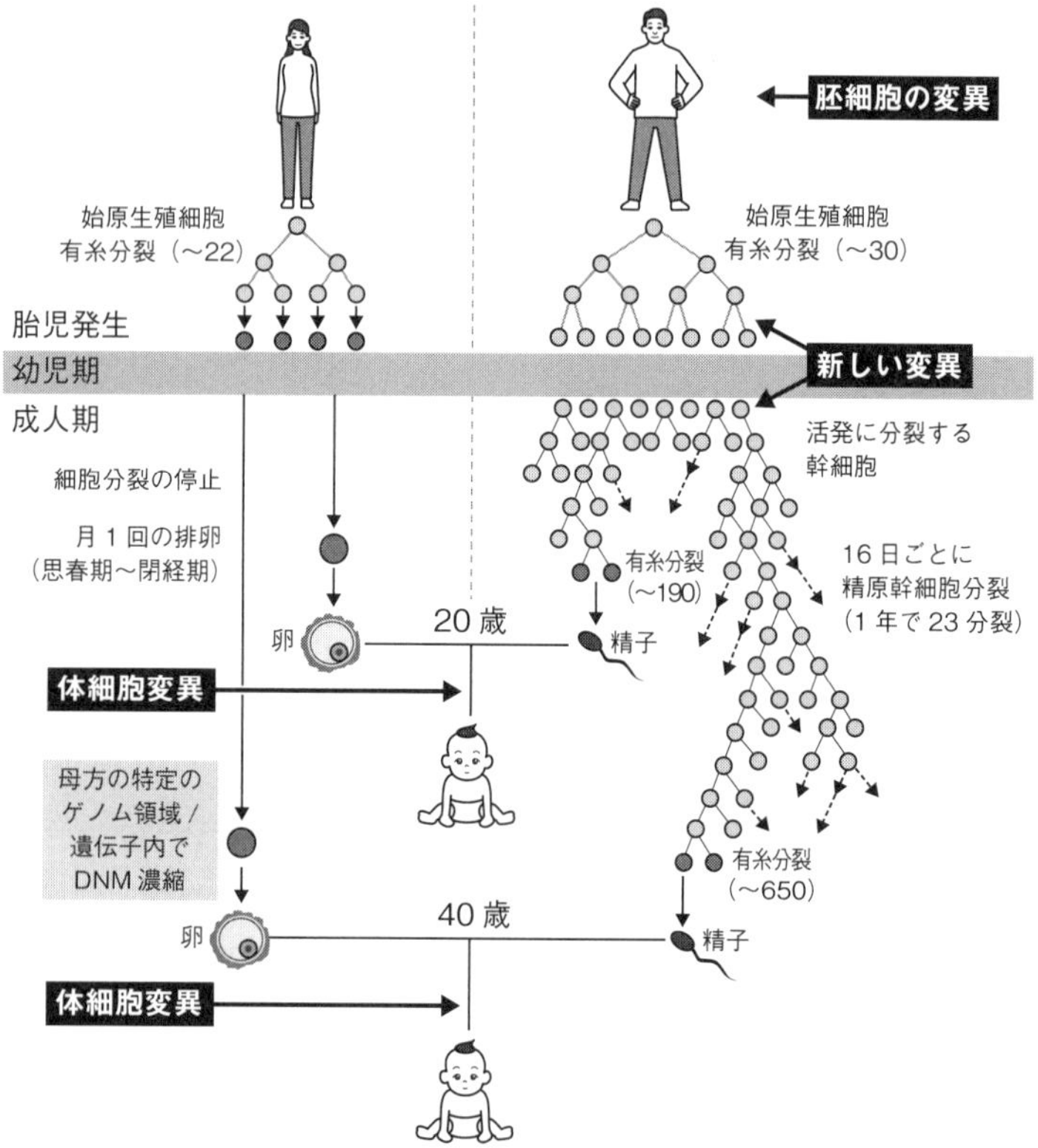

図 2-10　遺伝子の突然変異の起こる時期

特に父親が 40 歳以上になると増加する。DNM：新しい変異（*de novo* mutation）
（Goriely A：Decoding germline *de novo* point mutations. *Nat Genet*, 48：823-824, 2016 を参考に作成）

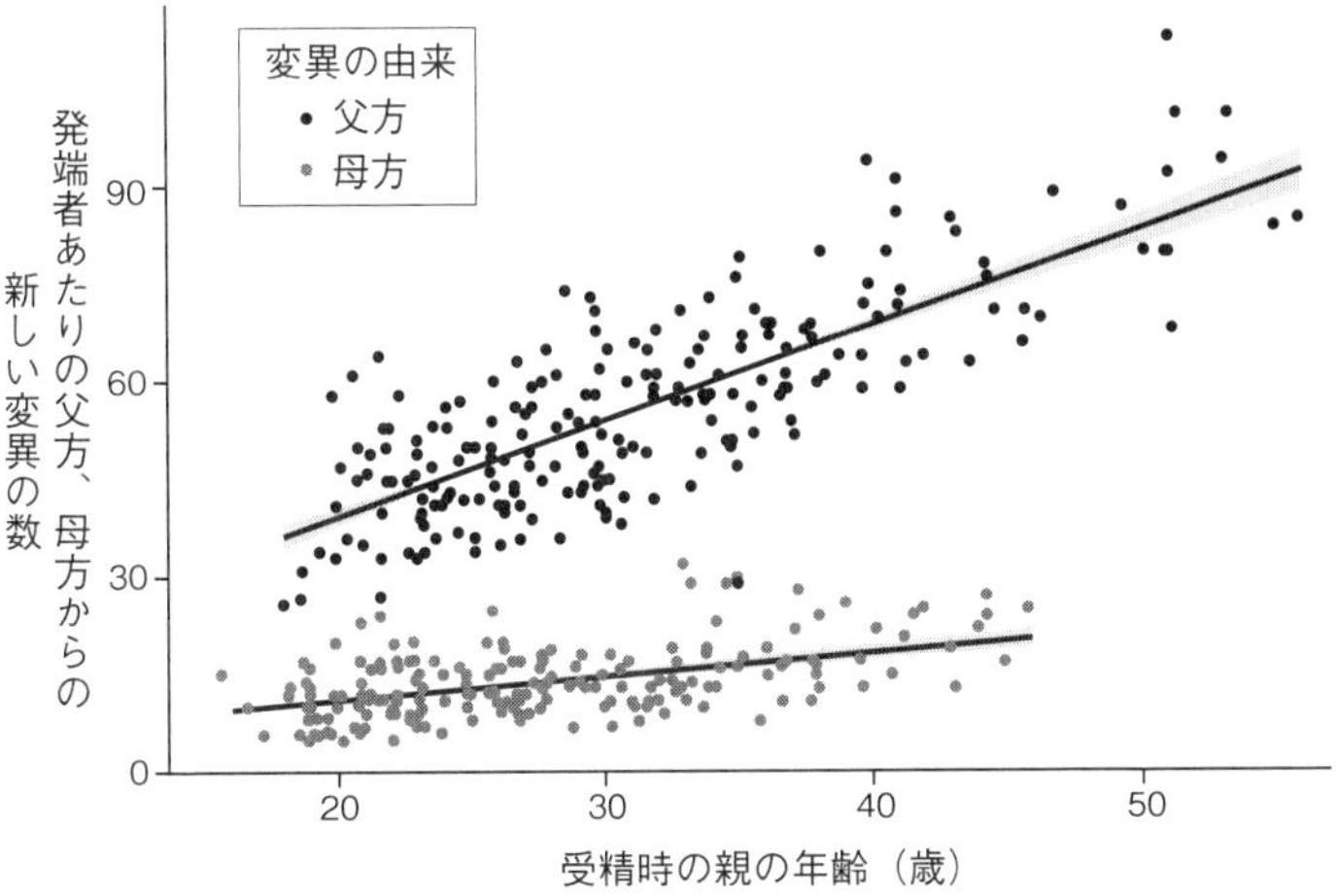

図2-11　父，母の年齢と一世代で生じる新しい変異

(Jónsson H, et al : Parental influence on human germline *de novo* mutations in 1,548 trios from Iceland. *Nature*, 549 : 519-522, 2017より引用)

を生じるわけで、これを体細胞変異(somatic mutation)という（図2-10）。

いったん成人しても、一部の細胞、例えば血液細胞や消化管粘膜細胞などは寿命が短いので、それらの幹細胞は終生にわたって分裂を続けねばならない。こうした分裂の過程では、一定の頻度で突然変異が入ることは避けられない。また化学物質、放射線、紫外線などは、DNA鎖を傷つけて、突然変異を起こさせる。その頻度は、DNA複製過程で入るものよりはるかに高い。もちろん細胞にはDNA修復機構があり、生じた変異の多くは修復される。しかしこの修復は完全ではないので、正常の皮膚や食道粘膜にがんのドライバー変異が見出されるのは、このような外部からの影響によるものが多いと考えられる。遺伝子の突然変異は加齢とともに増加するが、必ずしもがんを発症するわけではない。その理由は、まだ完全には明らかになっていない。

それでは一世代で、どの程度の新しい変異が入るのであろうか。これについてはアイスランドの両親と一人の子ども、いわゆるトリオの全ゲノム配列を調べた報告がある。両親と子どもの全ゲノムを比較すると、一世代で四十〜百個の突然変異が認められている[39]。そのほとんどは遺伝子およびその調節領域以外のところにあると推定され、何ら影響は認められない。しかしときに統合失調症や自閉症などの発達障害と関連していると考えられるものもある。**図2-11**に示すように、父親では加齢とともに顕著に突然変異の数が増加するが、母親では加齢に伴う変化は少ない。しかし変化がある場合には、女性のほうがDNAに大きい変異があるとされている[40]。高齢出産が増加し、人工授精も多い現在、これらの突然変異についてさらに詳しい研究が必要であろう。

第3章 ゲノム医学からみた多因子疾患

多因子疾患の成因 ――人は生まれか育ちか

オバマ大統領のイニシアティブではじまったprecision medicineは、がんについてはすでに病院レベルで遺伝子変異が調べられるようになってきているし、単一遺伝子病（メンデル遺伝病）についても大学病院、専門病院などにおいて検討が進んでいることは前章で述べたとおりである。残された課題は、糖尿病、高血圧、心筋梗塞などの頻度の高い多因子疾患のprecision medicineをどう実現していくかということである。こうした多因子疾患の発症には、人の体重や肥満度などの形質と同じく、遺伝と環境の両方がはたらいているると考えられる。人は生まれか育ちか（英語でのnature versus nurture）の問いに答えねばならないのである。

そのため二〇世紀後半には、家族研究、特に双生児研究がさかんに行われた。一卵性双生児と二卵性双生児を比較して、遺伝率を推定しようという試みである。例えばアメリカの有名なジョスリン糖尿病センターのデータによると、一卵性双生児の一方が2型糖尿病を発症した場合、他方が発症する率は約四十％であったが、二卵性双生児の場合には十％にすぎなかったとされている[1]。一方、日本での調査結果では、一卵性双生児での一致率※は八十三％、二卵性では四十％と、はるかに高い数値が報告されている[2]。日本では双生児が生まれる頻度が欧米より少なく、症例数が少ないことが、この相違が生じた主要な原因かもしれない。いずれにせよ一卵性双生児の高い一致率は、糖尿病の発症における遺伝素因の重要性を示すものであろう。

見つからない遺伝率（missing heritability）

2型糖尿病などの非感染性疾患（特に日本で生活習慣病と呼ばれる疾患）の発症に遺伝素因が関与していることは、すでに述べた双生児の研究のみでなく、家族発生が多いことからも明らかである。しかしその遺伝形式は不明で、例えば糖尿病の遺伝形式の研究は「遺伝学者の悪夢」とすらいわれていた。そこで第2章で述べた全ゲノム関連解析（GWAS）が可能になると、世界の各地で研究が行われた。

GWASはすでに述べたように、ヒトゲノム上に存在する多数の一塩基多型（SNP）からおよそ五十万個あるいはそれ以上を選び、疾患のある人と対照者でその頻度を比較する方法である。多数のSNPを一度に検査できるマイクロアレイが開発され、非常に多くの研究が人の形質（身長、肥満度、瞳の色など）や疾患（2型糖尿病、高血圧、アルツハイマー病など）を対象に行われた。もし疾患群と対照の間に有意差を認めれば、その部位が疾患の発症に関係する遺伝子部位と考えられる。

その結果、多くの疾患で多数の疾患関連遺伝子座が見出された。例えば2型糖尿病でも、報告が出るたびに関連遺伝子座が増え、その数は百を超えている。(3) しかし個々の遺伝子座の影響力は小さく、全体として遺伝率の二十％程度しか説明できない。これは高血圧をはじめ多くの疾患や人の形質に共通した問題で、アルツハイマー病におけるアポリポタンパ

※　双生児の一方が発症した場合に他方が発症する率。

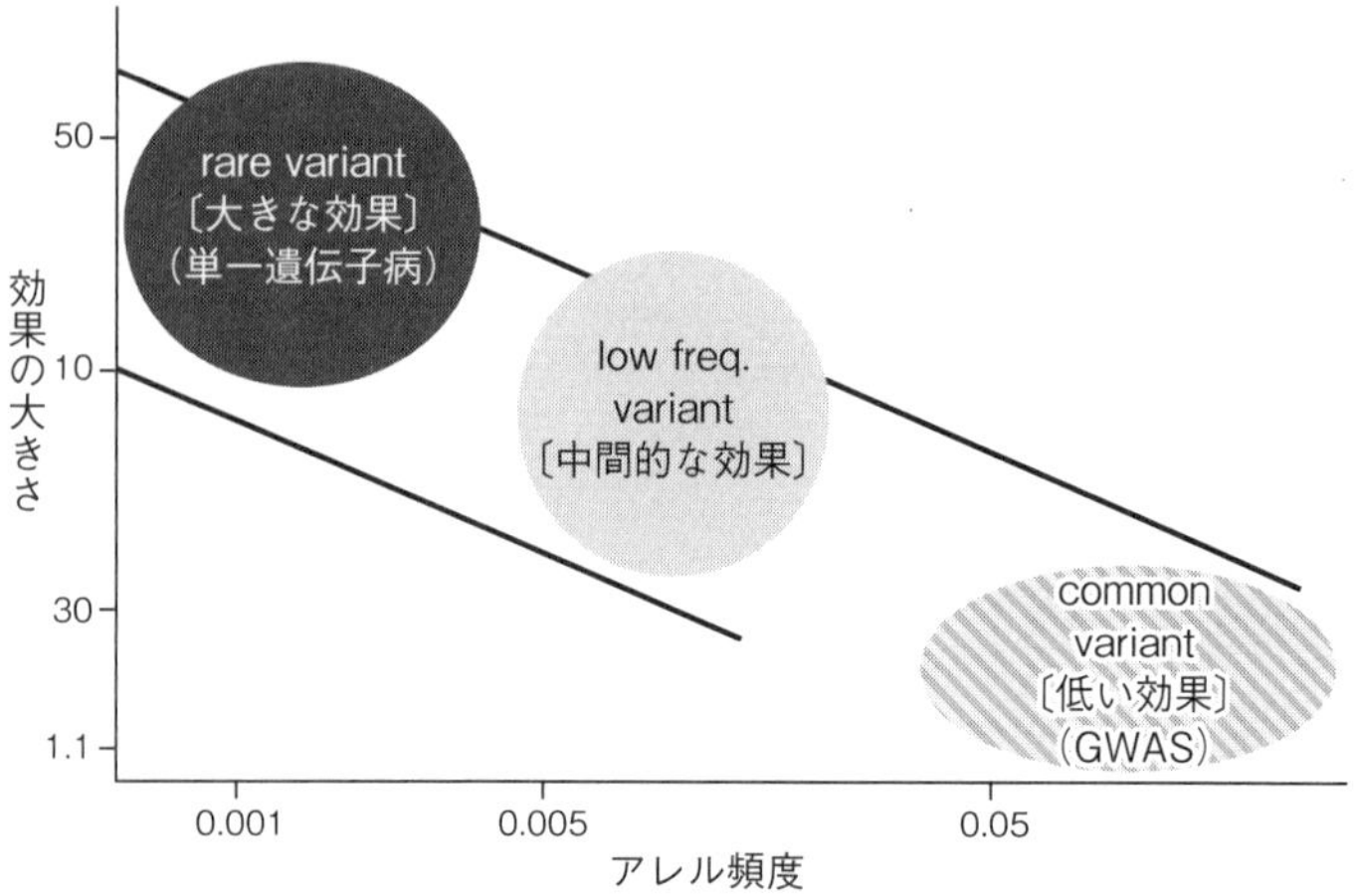

図2-12　ゲノム多型または変異と疾患遺伝率の関係

クEのε4アレルなど、ごく少数の例外を除いて一般に影響力は低い。

これが「見つからない遺伝率（missing heritability）」と呼ばれる現象で、いろいろの可能性が考えられてきた。一つはcommon disease common variantという前提に問題があるという考え方である。バリアントの頻度と病気との関連は**図2-12**に示すような関係にある。単一遺伝子病の場合にはアレル頻度は低いが効果の大きい変異であり、GWASで見出された変異は、逆に頻度は高いが効果は小さい。その中間に頻度はやや低いが効果が中間的な変異のグループ（low frequency variant）があり、それらはいまだ見出されていないという可能性である。その可能性は確かに残っているので、次世代シークエンサーを使って研究が進められている。しかし2型糖尿病の研究では、GWASで見出されているバリアント以外の中間的な希少変異はごくまれであったという報告がある。したがっていわゆる中間的な希少変異は今後見つかるとしても、missing heritabilityを説明できるものではないとする考えが有力である(4)。この点については、疾患あるいは形質によって異なる可能性もあり、さらに検討が必要であろう。

今ひとつの考え方は、より多くの症例を対象として検討すれば、さらに多くのバリアントが見つかり、それらによって説明可能とする考え方である。身長や統合失調症のGWASではきわめて多くのバリアントが見つかっている。最近、インピューテーション※などの手法を用いて、しかも複数の報告を合わせて解析するメタ解析がさかんとなり、指標とするSNPの数も増えて、見出されるバリアントも増加した。例えば2型糖尿病では、約九十万人を対象に二百四十三のバリアントがヨーロッパ系の人で報告されている(4)。また血圧については、約七十五万人の種々の人種を対象としたメタ解析を行い、見出されていた二百五十以上の血圧調節に関係する部位のほかに、二百八の新たなSNPと五十三のまれな

※　観察されなかった遺伝子型を推論する方法。

バリアント（ＳＮＰよりマイナーアレル頻度が高いもの）が見出されている[5][6]。しかしこのように多くのＳＮＰが見出されたが、依然として遺伝率の一部しか説明することはできない。現在インピューテーションのほかに、複数のＳＮＰを関連づけて解析する遺伝リスクスコアー法、オーバーラップするクラスターを想定するソフトクラスター解析などの方法も考案されている。また遺伝子転写産物（トランスクリプトーム）を関連臓器で測定することによって、病因と関係した遺伝子を特定するＴＷＡＳ（transcriptome-wide association study）も試みられている[7]。これらの方法の妥当性、あるいは多数の報告をまとめてメタ解析を行う方法の問題点などについては、さらに検討が必要であろう。

最近、ＧＷＡＳを用いて遺伝子型と表現型の関連を調べる場合、真の関連以外に、結果を誤って判断させる交絡因子（confounding factor）があることが指摘されている。それはアイスランドのトリオ（両親と子ども）のＧＷＡＳ研究から明らかになったもので、同類交配※、両親や兄弟の影響があることなどが交絡因子として指摘されている。それよりもいっそう重要なことは、ＧＷＡＳ研究の多くがヨーロッパ系の人でなされてきたことである。すでに述べたように、ホモ・サピエンスはアフリカを出て全世界に広がる過程で、旧人類とも交雑しているし、生活環境の影響や自然選択、遺伝的浮動などによってゲノムにかなりの違いが生じている。GWASは遺伝子頻度が低い多型と疾患との関係を調べるものであるが、ヨーロッパ系とは異なる集団の場合に、選ばれたSNPが、したがって用いるマイクロアレイが適切であるのか、対照をどうするか、複数の報告をまとめたメタ解析が適切であるかなど、検討しなければならない問題が残されている。

SNPで見出されるバリアントの約九十%は、ゲノムのDNase 1 hypersensitive siteと呼ばれるところに存在することが、ENCODE研究によって明らかにされている。DNA鎖はヒストン八量体に二回半巻き付いてコンパクトに核の中に存在しているが、遺伝子が転写される場合にはその周辺のDNA鎖が緩む。この緩んだDNA鎖は、DNase 1により分解されやすい。遺伝子上流にあるプロモーターや、その部位のはたらきを調節するエンハンサーは、いずれもDNase 1に感受性がある[7]（図2-13）。したがってSNPにより見出されたバリアントの大部分は、遺伝子発現の変化、すなわちエピジェネティックな変化を通して影響力を発揮している可能性が大きい。言い換えれば、遺伝子と環境因子の相互作用にも重要な役割を果たしているとみられる。そして環境因子としては、

※　体型の似通ったもの同士の結婚が多いこと。

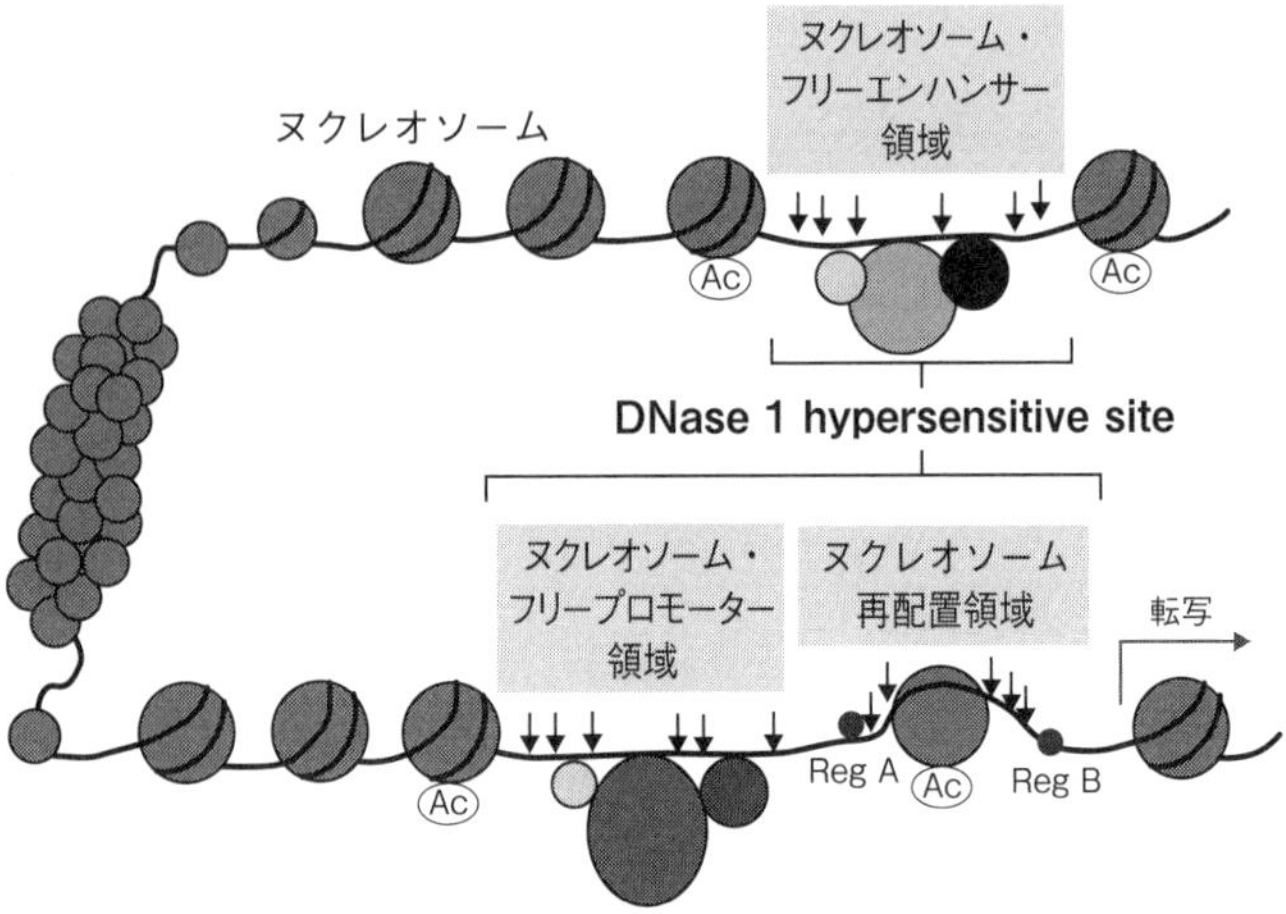

図2-13　クロマチンの中で、酵素DNase 1に感受性の高い部位
(Wang Y-M, et al : Correlation between DNase 1 hypersensitive site distribution and gene expression in HeLa S3 cells. PLoS One, 7 : e42414, 2012より引用)

最近特に胎生期を含む早期環境が注目されている。

飢餓に学ぶ
――早期環境の重要性

胎生期を含む早期環境が後年の疾患に重要な役割を果たすことが知られるようになった一つの発端は、第二次世界大戦の末期にオランダで起こった飢餓の生存者の追跡調査からである。

一九四四年、ノルマンディー上陸作戦に成功した連合軍は、破竹の勢いでフランス、ベルギーなどをドイツ軍から解放し、オランダに入ったが、ライン川にかかるアルンヘムの鉄橋を確保する作戦に失敗した。亡命オランダ政府は連合軍を支援するため、オランダの鉄道従業員にストライキを呼びかけ、ストが起こった。オランダのドイツ軍はその報復措置として、同年十一月に国内における食糧の運搬を禁止した。その年の冬は寒さが厳しく、運河も凍結したため、農業地帯から西部の大都市への食糧運搬が困難となり、厳しい飢饉が起こった。配給される食糧は、最低四百～八百キロカロリーまで減少した。妊娠中および授乳中の女性は比較的に保護されていたが、飢餓のピーク時にはその優遇制度もなくなった。一九四五年五月、オランダは連合軍によって解放され、直ちに食糧の援助が行われて、六月には飢餓の状態が解消した。正確な数値はわからないが、一万人を超える餓死者があったと推定されている。

一九四五年六月、連合国は飢餓の健康への影響を調査するため、医師を派遣した。その医師団の一人、ハーバード大学のC・スミス（C. Smith）は、この飢餓の最中に生まれた新生児、すなわち胎生期の終わり頃に飢餓に遭った子どもたちは、出生時の体重が平均二百グラム少ないことに気づき、報告をした。それを受けてオランダで、この飢餓の前後に生まれた子どもの健康への影響についての追跡調査がはじまった。オランダ飢餓コホートと呼ばれる疫学研究である[8]。

その結果、比較的若年でみられた異常は、統合失調症、または統合失調症圏パーソナリティ障害が多いということであった[8]。さらに中年になると、心筋梗塞を含む冠動脈疾患が多く、かつ通常よりも若年で発症する傾向がみられた。またその基盤となる高血圧、脂質異常症、糖尿病、あるいはメタボリックシンドロームが多いことも報告された。高年になると、早期死亡が多く、また認知機能障害も対照群より多いことが報告されている（表2-1）。こうした異常は、妊娠早期に飢餓に遭遇した例に多かった。この時期が、脳をはじめ、さまざまな臓器の形成がはじまる時期であり、後に述べるエピジェネティックな変化が決定される時期であるからである。しかも異常の一部は、次の世代まで及ぶことを示す結果も報告されている。

このオランダの飢餓コホートの研究は、大きなインパクトを世界の研究者にもたらした。というのも第二次世界大戦中はもとより、その後も世界の各地でさまざまな理由で飢餓が起こってきたからである。中南米やアフリカでは、最近でも政治の混乱や紛争によって飢餓が起こっているので、その後年の、あるいは次世代の健康への影響が懸念されている。そうしたなかで注目されてきたのが、ナチスドイツ軍によって二年以上包囲されたレニン

表2-1　低体重出生と後年の非感染性疾患の発生頻度の上昇

オランダの飢餓	バーカーの研究	ヘルシンキ・コホート
CHD T2D 高血圧 メタボリックシンドローム 腎機能低下 脂質異常症 認知機能低下 閉塞性気道疾患 統合失調症、SSPD	CHD T2D 高血圧 メタボリックシンドローム 脂質異常症 腎機能低下 **英国出生コホート** 高血圧 腎機能低下 T2D	CHD T2D 高血圧 脳卒中 認知機能低下 脂質異常症 甲状腺機能低下 うつ病

CHD：冠動脈疾患、T2D：2型糖尿病、SSPD：統合失調症圏パーソナリティ障害
(Imura H ： Life course health care and preemptive approach to non-communicable diseases. *Proc Jpn Acad Ser B Phys Biol Sci*, 89：462-473, 2013 より引用、「英国出生コホート」は著者追記)

グラード（現在のサンクト・ペテルブルグ）と中国の大躍進政策の失敗による飢餓である。研究が多くなされているのは後者であるので、少し詳しく述べることとする。

大躍進政策は、毛沢東が一九五七年に打ち出した農業と工業の大増産政策であったが、現実を無視した強引な政策に失敗し、三千万人を超える死者が出たとされている。この飢餓は三年近く続いたが、その当時生まれた小児を対象として調査がなされた。飢餓の期間、その前後の栄養状態などはオランダとかなり異なっているが、やはり統合失調症、高血圧、2型糖尿病、タンパク尿、非アル

コール性脂肪性肝疾患、中年以降の認知能力の低下などが認められている。[9]

こうした結果は、胎生期の貧しい栄養状態が長い影を後年の健康状態にもたらす可能性を示したものである。[10] しかし飢餓を再現して検討することができないだけに、疑問点が未解決のままに残されている。そこに今ひとつの疫学的研究が登場して注目されることとなった。

遺伝子か、それとも環境適応か　――バーカーの貢献

第二次世界大戦後、経済の回復とともに、糖尿病の増加が注目されるようになった。糖尿病は一卵性双生児で一致して発症することが多いので、遺伝素因が関係していることは明らかである。一九六二年、J・V・ニール（J. V. Neel, 1915–2000）は興味深い仮説を発表した。[11] それは糖尿病の遺伝素因は食物の利用に過度に効率的であり、そのため食糧の乏しい時代には有利であって選択されてきたが、豊かな時代になってかえって健康障害の原因となったとする仮説である。確かに人類の歴史をみると、食糧不足に悩むことのほうが多かったと考えられる。したがってこの仮説は倹約遺伝子仮説として多くの人の注目を引

いたが、それによって説明できない現象も少なくなかった。例えば、すでに述べた胎生期の栄養障害が後に糖尿病を起こしやすいということを説明できない。また糖尿病では一般にインスリンの作用障害がみられ、食物の利用に過度に鋭敏であるという所見は知られていない。

そのおよそ二十年後、イギリスの疫学者、D・J・P・バーカー（D.J.P. Barker, 1938-2013）らが新しい概念を提唱した[12]。倹約表現型仮説と呼ばれるものである。第二次世界大戦後、イギリスでも食糧が豊かになって、心筋梗塞などの虚血性心疾患が増加した。しかしその増加は、経済的に豊かなロンドンやその周辺よりも貧しいウエールズやイングランド西部に多く、それはかつての乳幼児死亡率の分布と類似していることに注目したバーカーらは研究をはじめた。そして一九二〇年代にハートフォード、プレストン、シェフィールドで仕事をしていた産婆たちが、自分らが取り上げた新生児について残していた詳細な記録を利用して、出生時体重が少ない子どものほうに虚血性心疾患が多いことを明らかにした[12]。さらにC・N・ヘールス（C.N. Hales, 1935-2005）と協力してブドウ糖負荷試験を行い、メタボリックシンドロームも低体重出生児に多いことを見出した[13]。こうした現象はオランダの飢餓の冬の結果と一致することから、胎生期の低栄養に胎児が適応した結果と考え、倹約表現型仮説を提唱したのである。

バーカーはその後、偶然の機会にヘルシンキ大学の研究グループと知り合い、共同研究をはじめることとなった。ヘルシンキ大学では、一九三四〜四四年まで、一万三千三百四十五人の新生児の詳細な胎児期と出産早期の成長の記録が残されていた。さらに一九六四〜六八年、フィンランドで国民に個人番号制が導入されて、かなり多くの人の追跡調査が可能となった。そして低体重出生児に多い疾患が、**表2-1**（99ページ）に示すように数多く報告された。こうした報告に刺激されて世界の各地で研究され、出生児体重と後年のさまざまな疾患との間に、一定の関係があることが確実視されるようになったのである[10]。

この現象は、主として胎児が不利な環境に適応してプログラムされたものと理解できる。すでに述べたバーカーらの仮説であり、発達プログラミングとも呼ばれている。生後の環境が胎生期と同様であれば、低身長で筋肉の発達も不良であるが、特に健康上の問題はない。しかし生後、急に豊かな環境で生活するようになると、プログラムとの間にミスマッチを生じ、肥満、糖尿病などを起こすものと考えてよいであろう（**図2-14**）。伝統的な社会から欧米型の豊かな社会に移行すると、どの人種でも急速に肥満、糖尿病などの疾患が増加し、その有病率は欧米をしのぐ状態になることは、同様にこのミスマッチで説明でき

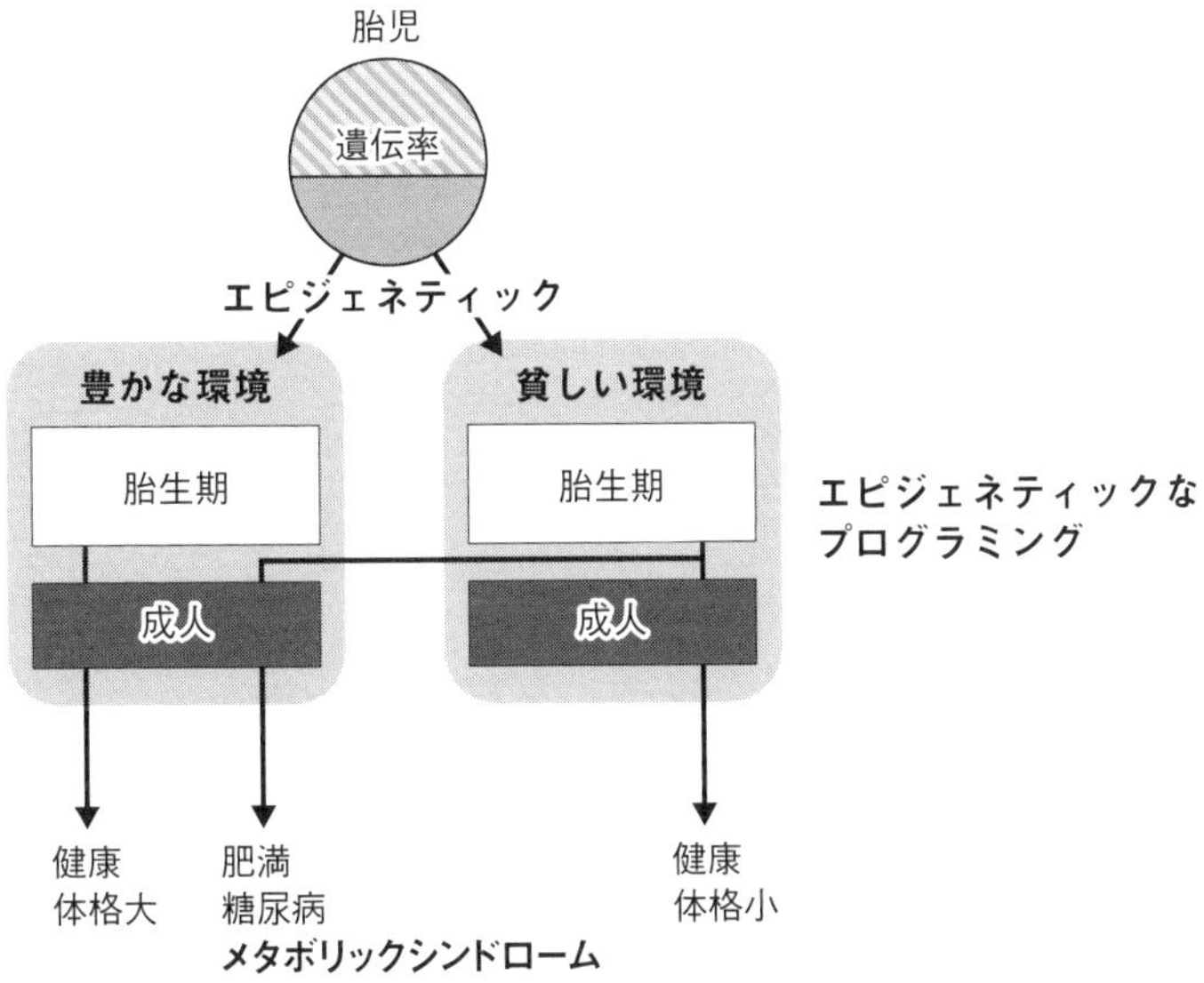

図2-14　発達プログラミング
（Imura H：Life course health care and preemptive approach to non-communicable diseases. *Proc Jpn Acad Ser B Phys Biol Sci*, 89：462-473, 2013より引用、「エピジェネティック」は著者追記）

る。2型糖尿病のアジア地域での急速な増加がその例であろう。

しかし胎児に影響するのは、栄養障害のみではない。最近欧米を中心に肥満が増加しているが、親の肥満は子どもの肥満度や糖尿病の発症に影響することが知られている。そして母親のみでなく父親の肥満も影響すると考えられており、そのメカニズムとして、精子によって運ばれるRNAが原因であるとする説もある[14]。

その他、妊娠中の母親のストレスは、胎児の視床下部-下垂体-副腎皮質系を刺激してコルチゾールの分泌を増加させるが、コルチゾールは視床下部-下垂体-副腎皮質系にネガティブ・フィードバック調節をかけて、過度のホルモン応答を調節する（35ページ、**図1-2**参照）。しかしコルチゾールは、胎児の脳、特に海馬、縫線核などにも作用し、ひいては前頭葉の皮質に影響を及ぼす。この影響は長く続くと考えられており、成長後大きい精神的ストレスに直面したとき、大うつ病、心的外傷後ストレス障害（PTSD）などを引き起こすとする考え方が有力である[10]（**図2-15**）。また生後早期の育児放棄、虐待なども後年の精神障害の原因となると考えられている。

さらに環境汚染も影響するとされており、特に内分泌攪乱物質の影響については、多くの報告がなされている。最近では大気汚染が肺機能の発達に負の影響を及ぼすことが明ら

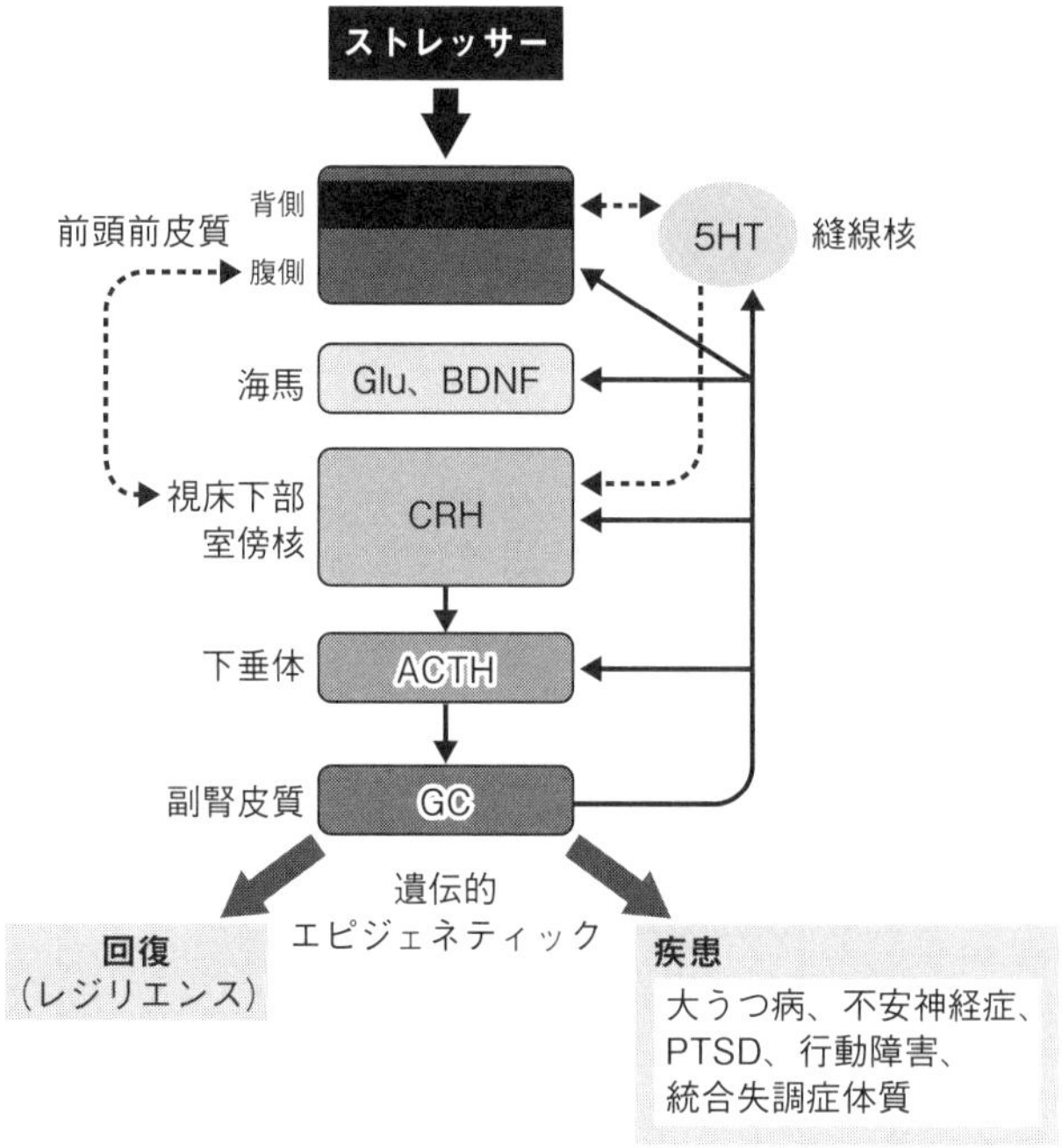

図2-15　ストレス応答系とその異常

細い実線はGCの直接の作用を、点線はおそらく他の因子の作用と考えられるものを指す。

5HT：セロトニン、Glu：グルタミン酸、BDNF：脳由来神経栄養因子、CRH：コルチコトロピン放出ホルモン、ACTH：副腎皮質刺激ホルモン、GC：グルココルチコイド（人ではコルチゾール）、PTSD：心的外傷後ストレス障害

かになっているし、作用メカニズムはまだ不明であるが、自閉症などの発達障害が多くなることが注目されている。一酸化窒素（ＮＯ）あるいはＰＭ2.5などの小分子の顆粒は、脳内に移行する可能性もあることが指摘されている。

このように環境因子の作用メカニズムは必ずしも単一ではないが、その分子機構としては主として遺伝子発現の変化、すなわちエピジェネティックな変化であると考えられている。なお最近では発達プログラミングという言葉よりも、Developmental Origin of Health and Disease（ＤＯＨａＤ）という言葉がより広く用いられるようになっており[15]、専門の学会が発足し、専門の医学雑誌も刊行されている。

育ちの重要性 ——エピジェネティクスを中心に

受精卵は種々の組織、細胞へ分化する過程で、かなりの数の遺伝子の発現が抑制され、それぞれの細胞に特徴的な遺伝子発現の状態になる。また分化した細胞も、細胞外からの因子によって遺伝子の発現が調節される。これがエピジェネティックな変化であって、ＤＮＡ鎖のシトシンのメチル化、ヒストンタンパク質のメチル化、アセチル化、ユビキチン

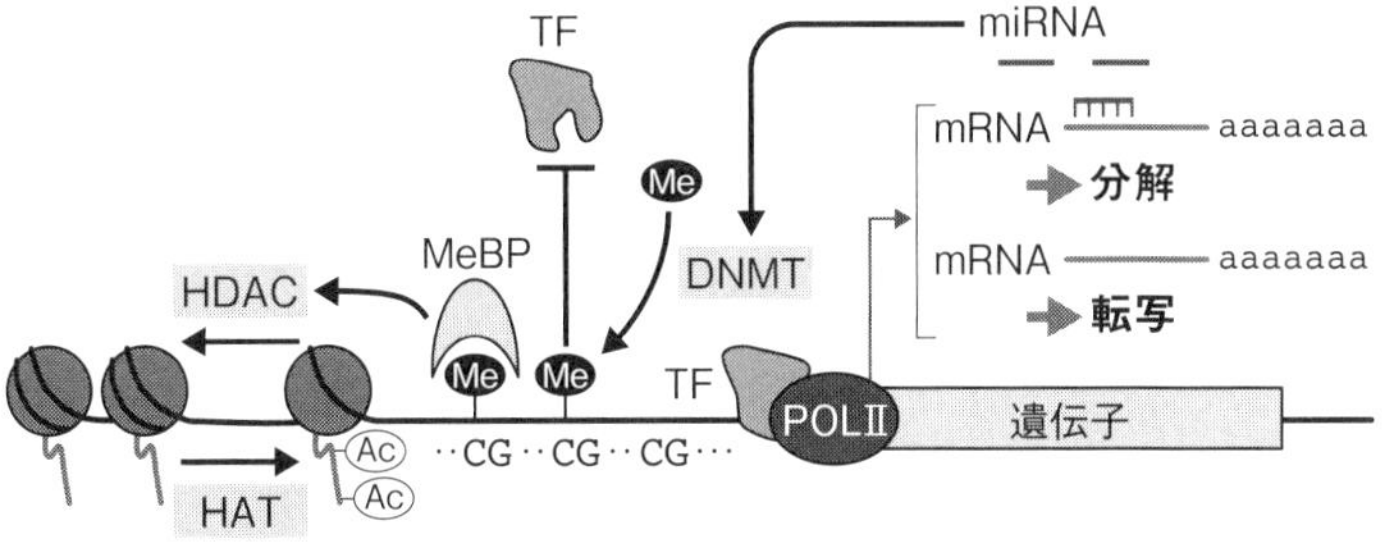

図2-16　遺伝子のエピジェネティックな調節

HDAC：ヒストン脱アセチル化酵素、HAT：ヒストンアセチル化酵素、DNMT：DNAメチル化酵素、POL Ⅱ：RNAポリメラーゼⅡ、MeBP：メチル化CpG結合ドメインタンパク質、TF：転写因子、Ac：アセチル化、Me：メチル化
（Portha B, et al：Early environmental factors, alteration of epigenetic marks and metabolic disease susceptibility. *Biochimie*, 97：1-15, 2014より引用）

化などの化学的な修飾によって、遺伝子の発現が変化することが知られている。また、ゲノムの立体構造の変化も遺伝子発現に関係している。その他、ＤＮＡ鎖のコーディング領域（エクソン）以外の部位が転写されて生じるＲＮＡ鎖がプロセシングを受けて生じるｍｉＲＮＡも、ｍＲＮＡと結合して遺伝子発現を抑制的に調節している[16]（**図2-16**）。およそ三十億塩基対よりなるヒトゲノムのなかで、タンパク質の情報をコードしているエクソンは約一・五％にすぎないが、およそ三十八％が遺伝子の発現に関与していると推定されている。

ヒトゲノム解読が進んでいた頃、多くの研究者はヒトゲノムの遺伝子数は当時明らかになっていたショウジョウバエのゲノムの遺伝子数

（約二万一千）や線虫の遺伝子数（約一万九千）の数倍以上あると考えていた。しかし最終的にはヒトゲノム中の遺伝子数は約二万一千で、これらの動物とほとんど変わらないことが明らかになった。したがってヒトは、遺伝子数を変えたのではなく、その使い方を変えることによって、複雑な構造の体へと進化してきたと考えられる。

あらゆる生物で、一つの種のなかに一定の遺伝子の多型が維持されている。それによって環境の変化に耐えて生存できる一部の個体が生き残り、種が維持できる。ヒトのように個体の寿命が長くなった種では、遺伝子の多型のみで環境の変化に対応することは難しく、エピジェネティックな変化によっても環境の激しい変化に適応してきたと考えることができる。

このエピジェネティックな変化はすでに述べたようにたいへん複雑であり、組織、細胞によって、また環境の変化や加齢によって異なることもあって、いまだ完全には解明されていない。そこで国際ヒトエピゲノムコンソーシアムが組織され、共同研究が進められている。

先に述べた発達プログラミング（ＤＯＨａＤ）は、胎生期の環境因子の影響によって起こるものであるので、エピジェネティックな変化である可能性が大きく（103ページ、**図**

2-14)、実験動物や人において研究が進められている[16]。一つの例をあげると、オランダの飢餓のコホートでは、成長に関係のあるインスリン様成長因子や代謝に関係の深いPPAR-γ遺伝子にエピジェネティックな変化があったと報告されている[17]。また胎生期や生後早期のストレスは、ストレスホルモンであるグルココルチコイドのレセプター遺伝子の上流のDNAメチル化に変化を起こすことが人でも動物でも観察されている[18]。

もしこれらの報告が正しければ、胎生期や早期の環境の変化が永続的なエピジェネティックな変化を起こし、それが後年の健康に影響を及ぼす可能性は大きいと考えてよいであろう。そして代謝系にかかわる遺伝子のエピジェネティックな変化は肥満や糖尿病の原因となりうるし、ホルモン・レセプターや情報伝達物質のレセプターなどの変化は、永続的な神経系の障害をもたらす可能性がある。

例えば早期に虐待や育児放棄などの精神的ストレスに遭遇すると、視床下部からのコルチコトロピン放出ホルモン（CRH）が増加し、副腎皮質からのグルココルチコイド（人ではコルチゾール）の分泌が促進される。コルチゾールはストレスに対する抵抗性を高め、生体を危機から守る作用をする。過度のコルチゾールの分泌は生体に悪影響をもたらすので、増加したコルチゾールは視床下部、下垂体にネガティィブ・フィードバックをかけ、正常な調節が回復される（35ページ、図1-2）。コルチゾールは、また海馬や縫線核などに存在するグルココルチコイド・レセプターを通して脳にはたらき、最終的に大脳前頭葉にも変化を起こす（105ページ、図2-15）。ストレスが過度であると、永続的な変化を神経系の発達にもたらすと考えられている。

複雑かつ変化の激しい環境因子 ——exposomeという概念

早期環境の影響として、栄養とストレスについてはすでに述べたが、その他さまざまな因子が健康に影響することが知られている。その一つは化学物質で、一時期「環境ホルモン」の名称でジャーナリズムにより騒がれた、内分泌攪乱物質である。これは、胎盤を通して胎児に移行し、性器のがん、脳の発達障害などを起こすものである。

最近では地球上のさまざまな地域で大気汚染が深刻となり、その影響が問題となっている。かなり以前からスモッグで有名な南カリフォルニアでは、小児の呼吸機能の発達に障害があることが報告されていた。一九七〇年以降、自動車の排気ガスの規制が厳しくなって大気汚染が改善されると、小児の呼吸機能の障害が改善されたと報告されている[19]。ス

表2-2　発達プログラミング（DOHaD）に関与する因子（exposome）

因子	生じる疾患	異常の現れる部位、メカニズム
低栄養	代謝疾患、 心血管系疾患など	●視床下部、膵ラ氏島、脂肪組織など ●ビタミンなどの微量栄養素の不足
栄養過剰	肥満	●視床下部など
身体的、精神的ストレス	精神疾患	●視床下部-下垂体-副腎皮質系 ●脳のコネクトーム
内分泌攪乱物質などの化学物質	腫瘍（例：bisphenol Aと乳がん）、肥満など	●ホルモン様作用 ●喫煙、飲酒など
大気汚染	呼吸器疾患、自閉症	●呼吸器の発達障害

モッグの多い発展途上国では、現在も深刻な問題であるといえよう。

また最近になって、大気汚染と自閉症との間に関係があることが報告されるようになり注目を集めている（**表2-2**）。そのメカニズムは不明であるが、PM2.5、NOなどの微小汚染物質は、脳に移行して慢性炎症を起こす可能性が動物実験で認められている[20]。今後さらに検討しなければならない課題であろう。

以上述べたもののほかに、人が体の内部・外部環境から生涯を通じて曝露されるものはかなり多いと考えられ、その全体をexposomeと総称することもある。

ライフコース・データとは何か、なぜ重要か

妊娠中の胎児の成長が、後年の健康に影響することはすでに述べたとおり、多くの研究で認められている。また単に身体的な健康のみでなく、知能、性格などへの影響も注目されている。したがって妊婦の健診データ※は、生まれた子どもの後年の健康を予測するうえでたいへん重要な資料であるといえよう。日本では一九三七年、法律が施行されて以来、妊婦健診は現在まで続いており、世界的にみても例が少ない貴重な記録である。

生後は、母子保健法に基づいて、乳幼児期の健康診断（健診）が自治体によってなされている。さらに小学校に入学すると、毎年定期的な健診が実施され、以後中学校、高等学校、大学などにおいても健診が行われている。さらに企業などに就職すれば健診が実施されているし、一般の市民の場合には、自治体によって市民健診が呼びかけられ、実施されている。これらは個人情報であるため慎重に保管されていて、結局活用されることはなく廃棄されてしまっているのが現状である。しかもデータを保管する組織が異なっているので、一人の健診結果を継続して知ることはできない。

その理由は、従来こうした健康診断の目的はその時点で病気があるかないかが問題とさ

れていたためで、そのときの所見が後年の健康に影響するかもしれないという視点は、ほとんどなかったためである。

しかし、すでに述べた飢餓のコホートやバーカーらの疫学研究から、低体重出生児は生後キャッチアップ成長をすることが多いことが知られている。わが国では「小さく産んで大きく育てる」のがよい方法ともてはやされた時期があった。しかし小児期に肥満があると、中年以降にメタボリックシンドロームや糖尿病を発症する頻度が高いことが知られている。いわゆる健康優良児は肥満児であって、健康によいということはできない。また妊娠中のみでなく、生後早期の環境も、後年の健康に影響することが知られている。しかもこうした早期の環境は、単に身体的な健康のみでなく、認知機能や性格にも影響することが報告されている。こうしたことから考えても、胎生期、乳幼児期、学齢期、成人期を通して健康情報を記録しておくことは、公衆衛生の立場からもたいへん重要である。

ライフコース全体にわたる観察としては、イギリスの有名な戦後コホート研究がある。これは第二次世界大戦が終わった翌年三月の第三週に生まれた子ども一万三千六百八十七

※　健診は一次予防、検診は二次予防と分けることもできるが、本書では健診を用いる。

人を調査し、費用の制約などもあって、そのなかの五千三百六十二名を異なる社会階層から選び、追跡調査が行われたものであり、七十年以上を経た現在も続いている。その後、一九五八年など合計四回にわたって新たにコホートが組織され、全体がイギリス戦後コホート研究と呼ばれている。イギリス全土からコホートが集められており、調査回数も必ずしも多くないが、こうしたコホート研究が多くの情報を提供しつつあることが読み取れる。

例えば出生時低体重であると、後年に腎機能障害が多く、それが糖尿病や高血圧の影響のみではないことが観察されている。[21] 早期の環境が、後年の身体的精神的健康に長い影を落とすといってよいであろう。その意味で、ライフコース・データを活用することは、高齢者に多い疾患への対策にたいへん重要であるといえる。

体内の仲間との共生 ——マイクロビオータと健康影響

人体には共生する微生物が多数存在することはかなり古くから知られており、大腸菌（*E. coli*）のように、単離されてよく研究されてきたものもあった。しかし多くの共生細菌は単離が困難で、その種類などは最近まで明らかになっていなかった。

二一世紀に入って、大量のゲノム情報を解読する次世代シークエンサー（NGS）が導入され、集団で存在している細菌のゲノムをランダムにショットガン配列解析を行い、細菌の場合には系統マーカー遺伝子として16SrRNA遺伝子を解析することで、その集団がどのような細菌によって構成されているか、知ることが可能となった。このような細菌全体はマイクロビオータ、それらのゲノムの総体はマイクロビオームと呼ばれる。

人体を構成する細胞の総数は、かつては六十兆個といわれたが、最近では三十七、八兆個とする意見が多い。それに対して大腸のみで百兆個に達する細菌が存在すると考えられており、さらに呼吸器系、生殖器系、皮膚など、全部を合わせると膨大な数の細菌と、ヒトは共生していることが明らかになってきた。このヒトと細菌の共生状態は長い進化の過程で成立したもので、しかも環境因子の影響を受けて刻々と変化している。真核生物のミトコンドリア、植物の葉緑体は、遠い昔に共生した細菌であることが確実と考えられている。マイクロビオームの重要性への認識が高まった結果、二〇〇八年に国際ヒト細菌叢コンソーシアムが組織され、世界の各地で研究が進められている。

現在、最も研究が進んでいるのは腸内マイクロビオームで、それらの変化が炎症性腸疾患、肥満や糖尿病などの代謝疾患、アレルギーや自己免疫疾患のみでなく、うつ病などの精神疾患、多発性硬化症などの神経疾患など、多様な疾患の発症と関係していることが知られるようになった[22][23]。老化にも関係しており、加齢とともに腸内細菌叢が変化することも報告されている。

腸には神経節があるし、また種々のホルモンを分泌する神経内分泌細胞も存在している。さらに免疫系も発達していて、共生細菌や外来性の細菌などの抗原物質との間に複雑なクロストークがあるものと考えられている。系統発生的にみると、クラゲやイソギンチャクなどの刺胞動物には脳はないが、高等動物の腸管神経系に似た神経網が発達している。それが脳のようにホメオスターシスの維持にはたらいているのであろう。そして人を含む哺乳動物は、高度に複雑化した脳と腸管系の間を、神経、ホルモン、免疫細胞、マイクロビオータが結び、調節していると考えてよいであろう。マイクロビオータは、重要な細胞間コミュニケーションの一部を担っているとみられる。そしてその異常は、さまざまな疾患を引き起こす可能性があると考えられている。

このように環境因子の影響は、多様で、しかも複雑であって、いまだ未解明の点が多い。

人種による病気の違い

地球上のさまざまな人種の間で、ゲノムに一定の程度の相違があることはすでに述べたとおりである。それらはがんの発生や、単一遺伝子病の相違にも関与している。そして多因子疾患の成因を考える場合にも、こうした人種によるゲノムの微妙な相違を考えておく必要がある。

一例をあげてみよう。２型糖尿病は全世界で増加しつつある疾患で、国際糖尿病連合は特にアジア地区での糖尿病の増加を今後の重要な課題として指摘している。ヨーロッパ系、アフリカ系の人々は、著名な肥満をきたして糖尿病になる。肥満すると、インスリンの作用障害、すなわちインスリン抵抗性が生じ、膵臓からのインスリン分泌は亢進する。ブドウ糖負荷試験では、欧米の軽症糖尿病（境界型）の人ではインスリン分泌は立ち上がりがやや遅いが、ピークは高い。しかしやがてインスリン分泌は低下していく。一方、日本人では軽症糖尿病の大部分で高インスリン血症はみられず、早い段階からインスリン分泌は低下している[24]（図2-17）。ヨーロッパ系の人は顕著な肥満によって糖尿病を発症するが、日本人はあまり肥満していないのに糖尿病を発症する人が多い。ＧＷＡＳの結果にも相違

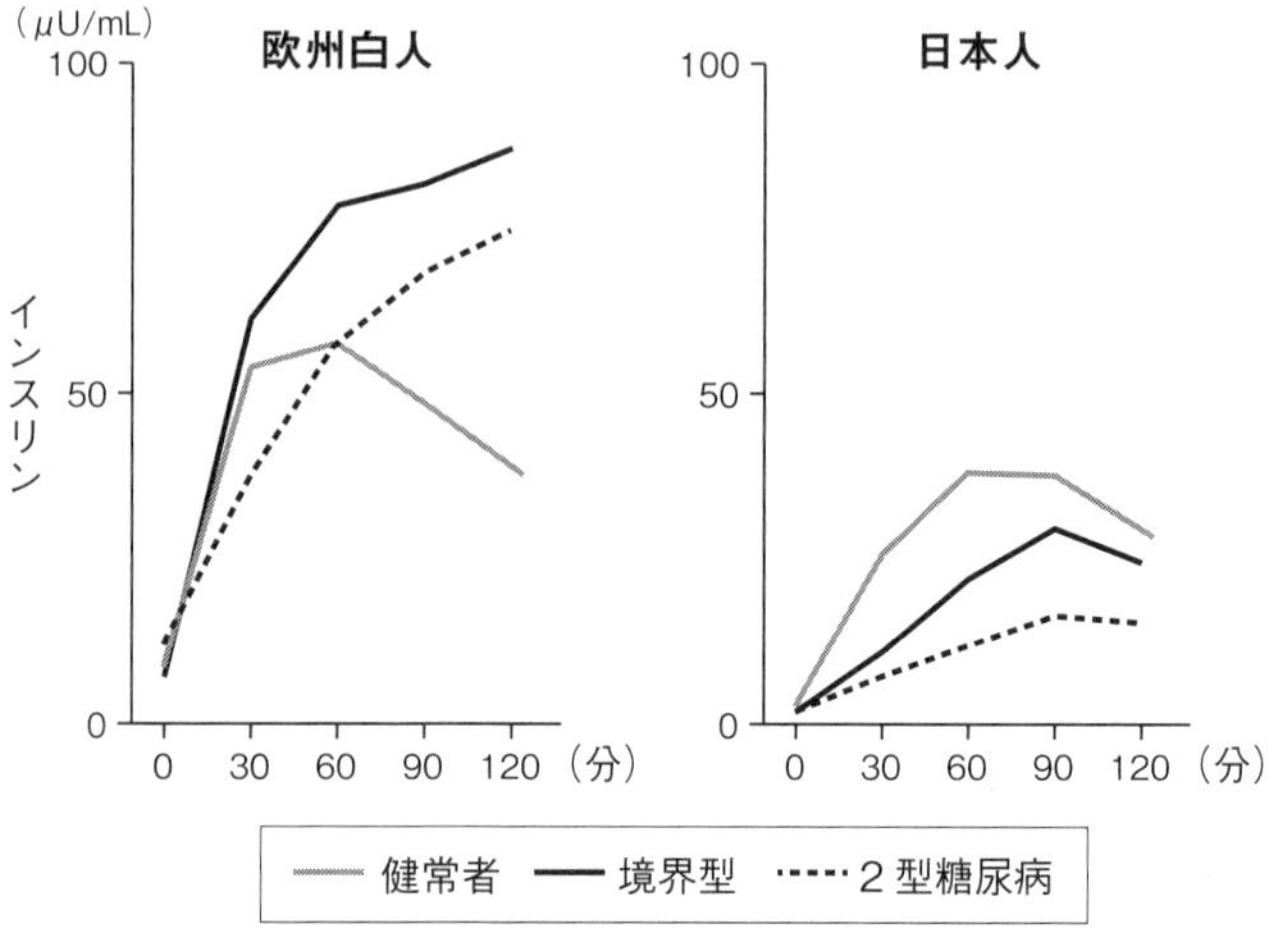

図2-17　ブドウ糖負荷試験に対するインスリン分泌反応　――欧州白人と日本人の比較

日本人糖尿病ではインスリン分泌不全を示すものが多い（多くのアジア諸国の2型糖尿病に特徴的）。

(Yabe D, et al：β cell dysfunction versus insulin resistance in the pathogenesis of type 2 diabetes in East Asians. *Curr Diab Rep*, 15：602, 2015より引用)

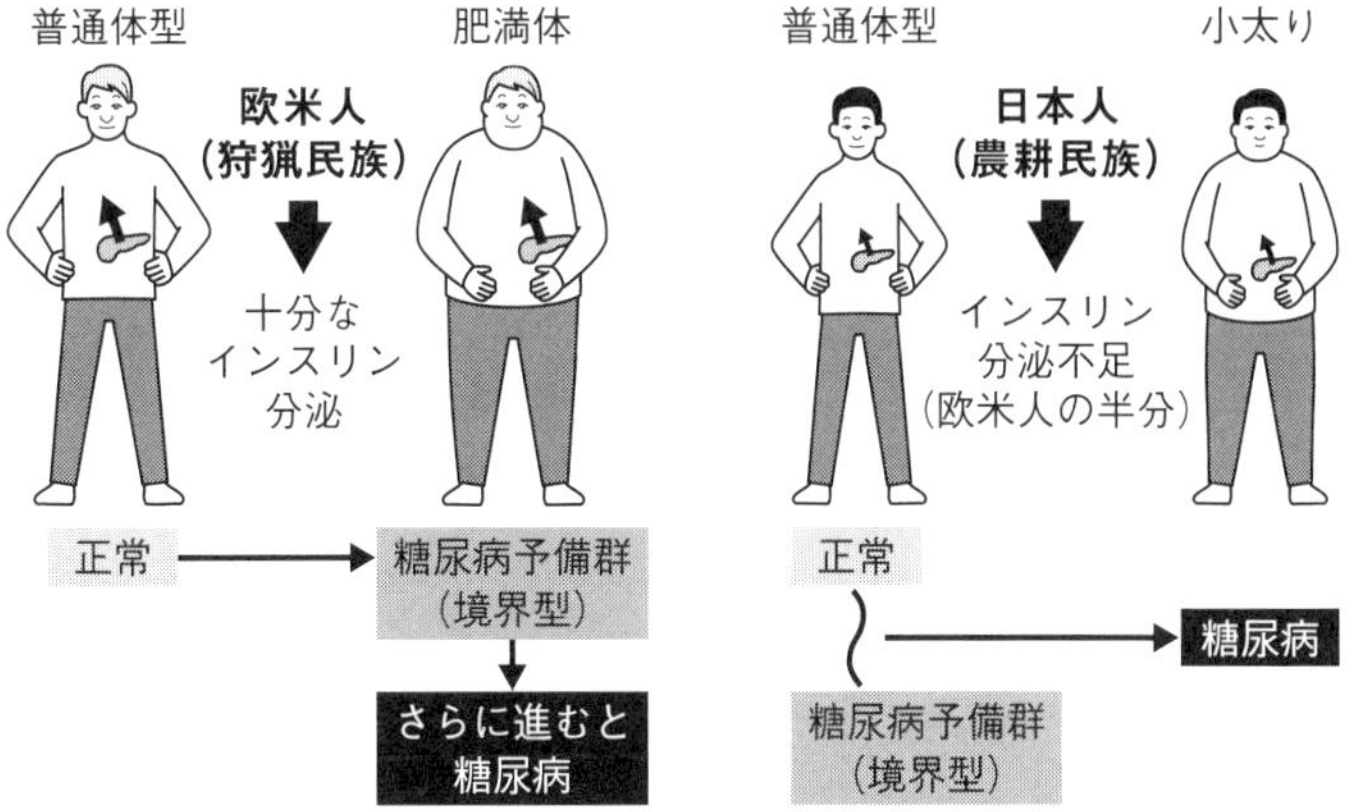

図2-18　日本人と欧米人の糖尿病表現型の比較

があり、ヨーロッパ系の人ではTCL-7が多いが、日本人ではKCNQ1が多くみられる多型である。[25] こうしたことから、2型糖尿病を発症しやすい遺伝素因には、人種による相違が考えられる（図2-18）。

しかし他方では環境因子の影響も大きいことは疑いがない。特に有史以来、東アジアでは米などの穀類を中心とした食事であるのに対し、ヨーロッパ系の人は小麦と肉食が中心で、脂肪摂取量も多い。こうした環境因子に対応したエピジェネティックな変化は、数代は遺伝する可能性もあり、すべてが遺伝素因の相違というわけではないかもしれない。アメリカに移住した日系人の今後の追跡調査は、その意味で興味がある。

地球上に広がった人々は異なった感染症に曝露されてきたこともあって、免疫系で重要な役割を果たすMHC抗原（ヒトの場合にはHLAとも呼ばれる）に、人種による相違がある。そのため自己免疫疾患の頻度、病像などにもかなりの違いがみられる。多発性硬化症、1型糖尿病がその例で、欧米に比べて日本では頻度が低い。こうしたことから現在、バイオバンク※の重要性が指摘されており、さらに一つの人種集団の資料、情報を蓄積するポピュレーション・バイオバンクが設立されている。日本では東北メディカル・メガバンク機構が最も大きいポピュレーション・バイオバンクである。さらに世界の主要なバイオバンクの間での国際協力もはじまっているので、今後、異なる人種間の疾患感受性の遺伝学的な相違も、しだいに解明されるものと期待される。

※　血液、組織などの生体試料と疾患の情報を蓄積する機関。

第3部　医学の未来

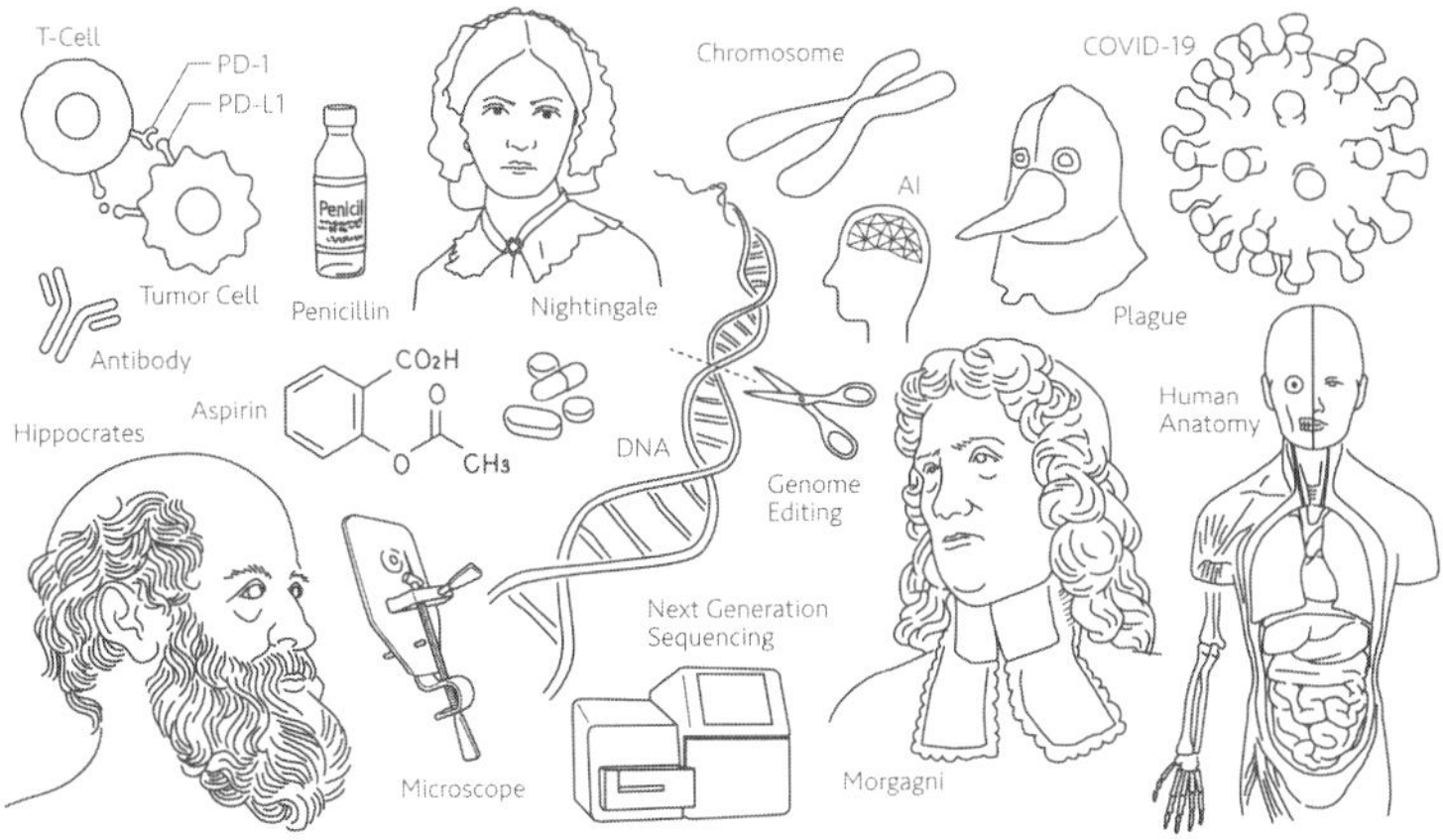
T-Cell
PD-1
PD-L1
Tumor Cell
Antibody
Penicillin
Nightingale
Chromosome
AI
COVID-19
Plague
Aspirin
CO2H
O
O
CH3
DNA
Genome
Editing
Human
Anatomy
Hippocrates
Next Generation
Sequencing
Microscope
Morgagni

一般に科学において未来を予測することはたいへん難しい。予想もしなかったブレークスルーによって飛躍的な発展がもたらされることは、科学の歴史が示しているからである。医学も科学の一分野であるのでその点は同じであるが、目標ならば、はっきりしている。それはすべての人が、健康に長寿を全うすることである。この目標を達成するために、なすべきことは非常に多い。そしてその手段は技術革新の影響を受けてめまぐるしく変化するので、ここではごく一部しか書けないことを、あらかじめ断っておきたい。

二一世紀に入って、医学に関連した分野でもっとも進歩が著しいのは、ゲノム科学と情報学であろう。今後しばらく、この二つの分野が医学を牽引していくことは、ほぼ確実と考えられる。しかし二〇二〇年に起こったCOVID-19のパンデミックの経験から、感染症への対策も常に考えておかねばならない重要分野であるといえよう。そこでまずゲノム医学の近未来と情報技術の進歩を中心にし、その他の領域も含めて若干の私見を述べたい。

第1章 がんゲノム医学の確立

がん制圧の日をめざして

がん、その発生機構の解明と予防

がんがprecision medicineのフロント・ランナーであることは、すでに述べたとおりである。しかし、それはいまだ完成の域からは遠い状態であることも間違いがない。がんが、いわゆるがん遺伝子、がん抑制遺伝子などの突然変異によって起こることが確実としても、その他のどのような因子が発がんに関係しているのか、明らかになっていないからである。最近の研究によって、造血幹細胞、食道粘膜、子宮粘膜のように比較的寿命が短く、常に分裂増殖を続ける細胞には、組織学的に正常であるにもかかわらずドライバー変異が見出されることが知られている。その一部がどのような機構でがんに変わっていくのか、それを解明することが必要である。

がんによる死亡の原因の多くは、遠隔臓器への転移である。転移のメカニズムとしては、原発巣のがんがしだいに変異を蓄積して、その結果、悪性度が増して転移するという考え方が従来一般的であったが、最近では悪性度が強いがんは早期から転移するという説もかなり有力となっている。もしそうなら、原発巣をかなり早期に見つけても、必ずしも安心できるわけではない。

これからの課題の一つは、がんの高リスク群の人をどのように選別するか、予防措置として何をすべきか、である。発がんに影響する胚細胞変異としては、BRCA1、2など、いくつか有名な例が知られているが、影響力が同程度かやや少ない、比較的まれなバリアントが種々のがんで存在すると考えられる[1]。図3-1は、乳がん、大腸・直腸がんの例を示したもので、いずれの場合にも、SNPよりもがん発症率を高める比較的まれなバリアントがいくつも知られている。こうした研究を多くのがんで行えば、がん高リスク群をある程度層別化でき、予防対策を徹底できると期待される。

また遺伝的にハイリスクの人々に対して、超早期のがんの診断法を確立する必要がある。

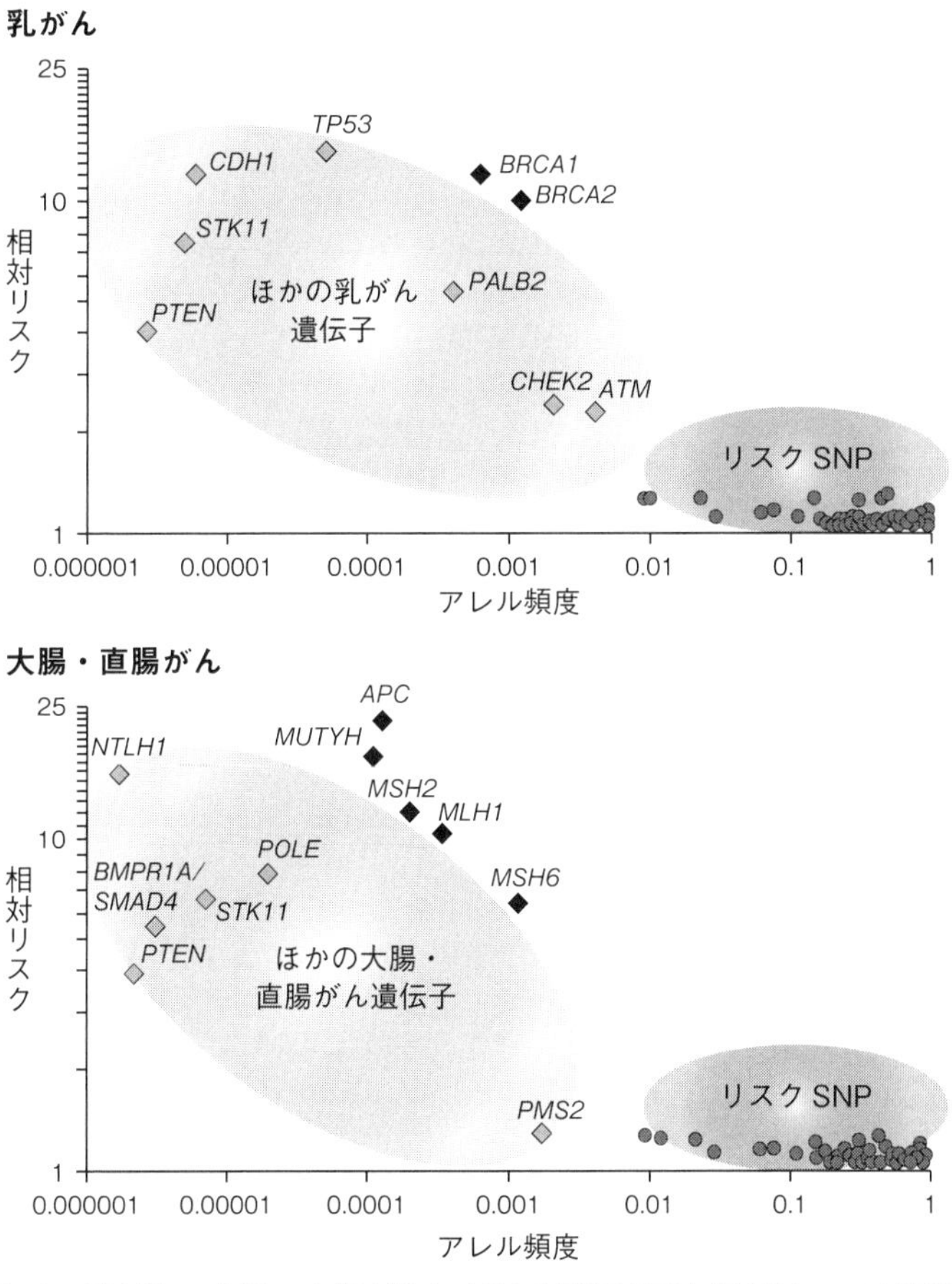

図3-1　乳がん、大腸・直腸がんにおける遺伝素因と相対リスクの関係

一般的にリスクとアレル頻度の間に直線的な関係があるが、*BRCA1*、*BRCA2*など、それを外れてリスクの高いものもある（◆）。

（Turnbull C, et al：Cancer genetics, precision prevention and a call to action. *Nat Genet*, 50：1212-1218, 2018より引用）

それを実現する一つの方法として注目されているのが、リキッド・バイオプシーである。[2][3]これは血液中に放出される微量のがん由来DNA、miRNAなどを検出して、臨床的な異常が出る前の早期の診断、あるいは再発の診断、がんの経過中の病像の変化などを知ることができる方法として期待されている（73ページ、**図2-6**参照）。これによって超早期のがんの診断が可能になるだけでなく、経過中のがんの進化（がん組織において、がんの進行とともに起こる遺伝子の変化）などを知ることができ、がん治療にいっそう貢献できるものと期待される。

高リスクの人には、早い段階から予防に力を入れる必要がある。禁煙、適度のアルコール摂取、がんにつながる感染症の予防および治療、腸内マイクロビオームの改善などである。禁煙については、長い反喫煙運動がようやく奏効し、喫煙者が減少しつつあるが、いっそうの努力が求められる。後に述べるライフコース・ヘルスケアを通して、健康教育を実施することが必要となるであろう。

注目を集める免疫療法

がんは寿命が長くなった人類にとっては、避けがたい疾患である。したがって治療法を確立し、たとえがんがあっても長寿が達成できるよう、がんとの共生を図らねばならない。そのため期待されるのが免疫療法、特に免疫チェックポイント阻害薬である（69ページ、**図2-5**参照）。抗PD-1抗体などの薬剤は、従来の抗がん剤やその他の治療法では手の施しようのなかった症例に劇的な効果をもたらす場合があるし、効果は治療を中止しても長く続くという特徴がある。現段階では有効例は約二十～三十％程度であるので、有効例をさらに増やす手段を開発する必要がある。また新しい抗体薬も開発されるであろう。

今ひとつ注目されているのが、CAR-T（chimeric antigen receptor T）治療である[4][5]。CARとは、腫瘍抗原に対するモノクローナル抗体の結合部位とTリンパ球のT細胞レセプターの細胞内ドメインを結合させたものである。CARを導入されたTリンパ球は、標的抗原に対して強い免疫反応を起こす（**図3-2**）。現在、B細胞リンパ性白血病、またはリンパ腫で、CD19分子※とT細胞レセプターのキメラをつくり、その細胞を注入する方法によって、かなりよい成果が得られている。固形がんのCAR-T治療については、適当

※　CD19は、B細胞の膜貫通型タンパク質で、B細胞の発生、活性化、分化の調節に関与する。

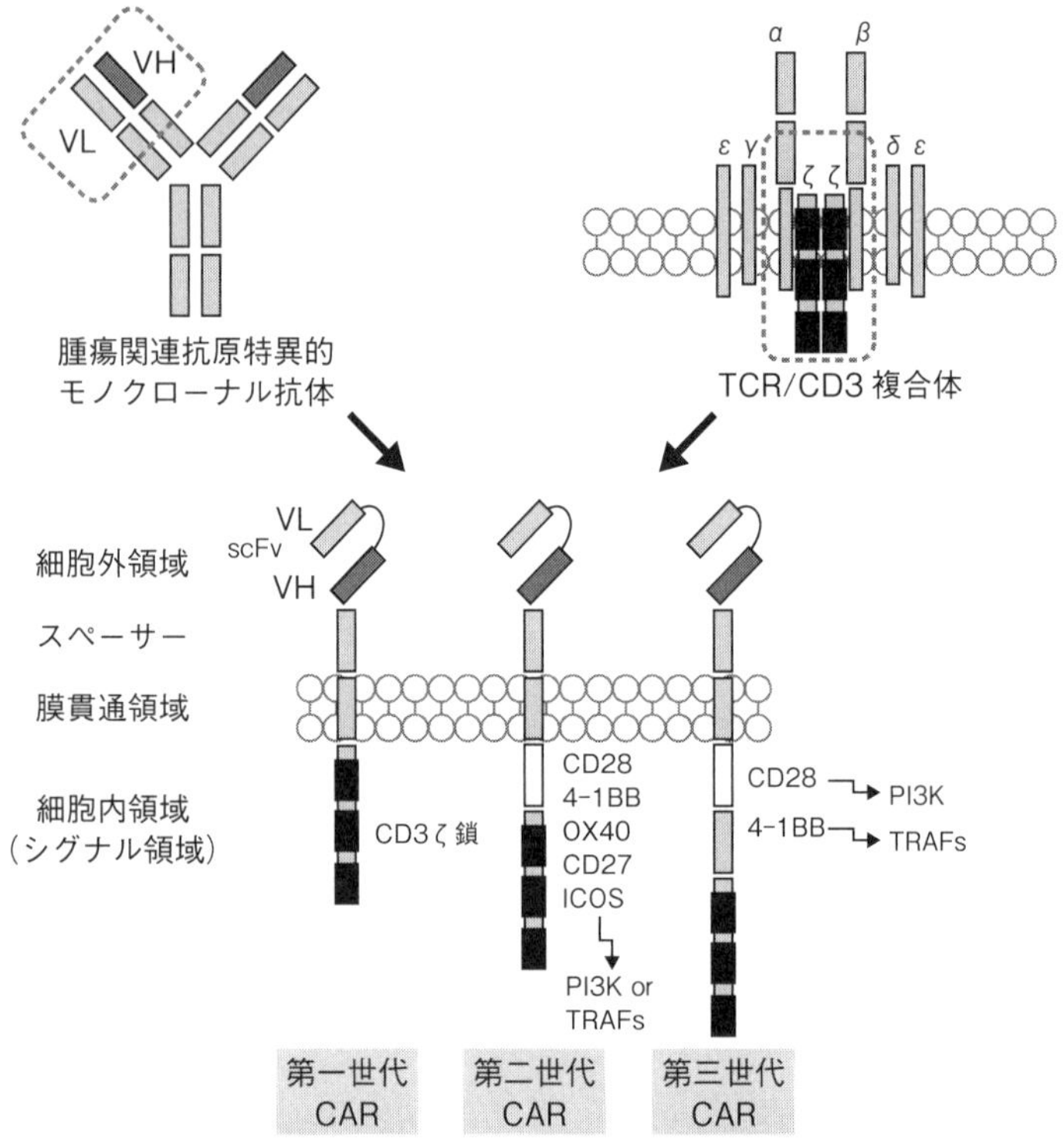

図3-2　CAR-T治療に用いられるCAR（キメラ抗原受容体）の作製法

第一世代はTCR/CD3複合体のCD3ζ鎖が用いられたが、第二、第三世代では複雑な構造となっている。TCR：T細胞レセプター

（齋藤章治、中沢洋三：CAR-T療法の現状と今後の展望。信州医誌、66：425-433、2018より引用）

な抗原が見出されるものについては有望な治療法として発展するであろう。特に正常細胞表面には存在しないが、がんになると表面に発現するタンパク質も存在する可能性があり、それを利用した新しいがんの治療が開発されるものと期待されている。

がんは、現在重要な死因の一つであるが、種々のがんで五年生存率は延長し続けており、近い将来、がんをもちながらも共存して、長寿を達成できる時代が来ると期待される。

第2章　先天異常の治療の確立
ゲノム編集はどこまで許されるか

最近の治療法

単一遺伝子病を中心とした先天異常のprecision medicineは、現在急速に進みつつある。それは、低価額で全ゲノム・シークエンシングが可能になったからである。しかし、シークエンシングによって見出される非常に多くのバリアントのどれが責任遺伝子であるか、決定が容易でなく、多めにみておよそ半分程度の症例でしか同定できていない。現在しだいに多くの知見が蓄積されつつあるので、診断困難な先天異常に対してはまずゲノムを調べ、インフォーマティクスによって診断する時代が来ると考えられる。また慢性腎臓病、糖尿病など、一見、多因子疾患と考えられる症例のなかに単一遺伝子病が含まれている可能性もかなり高く、パネルなどを用いるスクリーニング法も進むものと期待される。

次の課題は治療法である。現在比較的数の多い先天異常、例えばクロライド・チャネルの異常である嚢胞線維症に関しては、小分子化合物の開発が進んでいる。今後も薬剤のリポジショニングなどの方法によって、ほかの先天異常に対しても薬物が開発されることが期待される。その場合、患者由来のiPS細胞を利用したスクリーニングが有用な方法となる可能性がある。いまひとつはRNAを用いる治療で、これは遺伝子治療の一つといってよいかもしれない[1]。二〇一六年、臨床に導入され注目されたのは、脊髄性筋萎縮症のantisense oligonucleotideを用いる治療である。またデュシェンヌ型筋ジストロフィーにおいても、RNAを用いて異常なエクソンのはたらきを抑える治療法（エクソン・スキッピング）が試みられている。しかしこれらは症状の改善を狙った治療法である。究極の治療としては、やはり遺伝子治療に期待がかかる。

遺伝子治療への期待と重い課題

遺伝子異常のある人に正常な遺伝子を導入して治療しようとする試みは、必ずしも順調には進まなかった。最初行われた、ウイルスをベクター（運び屋）として正常遺伝子を細胞に導入する方法では、ゲノムのどこに遺伝子が挿入されるか予測できなかったからである。事実、フランスで重症免疫不全の症例に行われた遺伝子治療で、後に次々と白血病が発生するという問題が起こり、古典的な遺伝子治療はいったん頓挫することとなった。その後さまざまな工夫がなされ、再度活発になってきた[2]。遺伝子治療には、遺伝子の改変を体外で行う体外法（*ex vivo* transduction）と、体内へヌクレオチドを注入して行う体内法（*in vivo* transduction）がある。

また遺伝子の改変にもさまざまな方法が用いられてきた。最近登場したCrispr-CAS9法などのゲノム編集技術は、ガイドとなるヌクレオチド鎖を用いて変異のある遺伝子部位を切り取ったり（遺伝子ノックアウト）、その部位に正常な遺伝子を導入したりする（遺伝子ノックイン）ことを可能にした[3][4]。さらに、一つのヌクレオチドの変異の場合には、そのヌクレオチドのみを修正する方法も開発されている。今後、先天異常のみでなく、パーキンソン病、アルツハイマー病など種々の多因子疾患に対しても、遺伝子治療は応用されるものと考えられる。

先天異常の遺伝子治療の大きな問題は、受精卵あるいは胚細胞への遺伝子治療の是非である。もしそれに成功すれば、変異遺伝子が次の世代に伝わらないことになり、単一遺伝子病を根絶できることになる。しかし、これは現在国際的にモラトリアムの状態である。そのなかで、二〇一八年、ゲノム編集によって中国で二人の子どもが生まれたと報道されて、全世界に大きな衝撃が走った。この子どもの父親はエイズに罹患していたので、子どもへの感染を防ぐためエイズ・ウイルスの細胞内への侵入にかかわる遺伝子、ＣＣＲ５をノックアウトしたという発表であった。

この報道に対する国際的な対応は早く、著名な学者が雑誌*Nature*の誌上で、ヒト胚細胞や受精卵に対するゲノム編集の厳密なモラトリアムを提言したのは、妥当なところであろう。確かにゲノム編集の方法は、ウイルスベクターを使う場合と異なり、はるかに正確に目的の遺伝子の編集が可能である。しかし現在の技術もいまだ完全なものではなく、目的とする部位以外に変化が起こるオフ・ターゲットの影響も除外できない[5][6]。また遺伝子が不完全に挿入されることもあるが、こうした技術的な問題は将来改善されると期待される。

問題は、長い進化の過程でつくりあげられてきたヒトゲノムには、まだ多くの未知の機能が隠されている可能性が高いことである。かつてはタンパク質の情報をコードしたエクソン以外はジャンクと考えられたが、非常に多くの非コード領域がRNAに転写されることが明らかになっている。例えば遺伝子の発現を調節するエンハンサーでも、活性化されるとエンハンサーRNAが合成されることが知られている[7]。こうしたことから、非コード領域はいまだわれわれの知らない機能をもっている可能性が高い。遺伝子治療でオフ・ターゲットに変化が起こると、どのような影響が出るか、予測できない。

もう一つの問題は、特別な知的あるいは身体的能力を発揮できるとの期待から、いわゆるデザイナー・ベビーが作製される懸念もある。人がそこまでゲノムに手を入れてよいのかは大きな倫理的な問題でもあり、人類の未来に禍根を残さないようにしなければならない。もちろん、社会の同意も必要である[6]。したがって当分の間、先天異常など限定された領域のみで胚細胞の遺伝子治療が行われるものと、私は考えている。

第3章 多因子疾患へのアプローチ
残された最大の課題

ゲノムと環境の複雑な相互作用

糖尿病、高血圧、心血管系疾患、アルツハイマー病などの多くの多因子疾患は、遺伝素因が複雑なうえに環境因子も多様で、まだ解明されていない点が多い。それを明らかにするためには、エピジェネティクスの詳細な研究が必要である。それらはDNAのメチル化のほかに、ヒストンの修飾、非コードRNAなどがあってきわめて複雑であり、しかも組織によって異なるだけに、まだ全貌がわかっていない(1)(2)(3)。

進化の過程で生物はゲノムの多様性を維持することにより、環境の変化に適応してきたと考えられる。一部の個体が生き残れば、その種は続くことになるからである。しかしそれのみでは不十分で、胎生期から生後にかけて、エピジェネティックな変化により環境適応してきた可能性が大きい[4]。その一例が、すでに述べた胎生期の飢餓が後年の健康に影響する現象で、おそらくエピジェネティックな変化と、新しい環境のミスマッチによって病的状態が起こるものと考えられる。さらにこのエピジェネティックな変化の一部は、次世代に遺伝する可能性も指摘されている。例えば受精前に父親が肥満していると子どもも肥満する率が高いとされているが、そのメカニズムとして、精子のＲＮＡ（ｍｉＲＮＡなど）を介するメカニズムが注目されている[5]。

こうしたことから、転写産物を網羅的に調べる transcriptomics、タンパク質を網羅的に調べる proteomics、代謝産物を網羅的に調べる metabolomics などのいわゆるマルチオミックス（multiomics）が、研究のみでなく、臨床にも導入されると考えられる[6]。

ゲノムと環境の相互作用として今後重要となるものに、脳機能、特に認知機能や性格がある。胎生期にストレスにさらされても、多くの場合回復（レジリエンス）が起こるが、後にうつ病や心的外傷後ストレス障害（ＰＴＳＤ）などに悩むことがある。また早期に暴力を受けると、性格異常が起こることも報告されている。人の脳は胎生期の終わり頃から生後二〜三年の間、大きく成長するので、環境と脳機能の関係も今後の重要な課題である。それを明らかにすることによって、生まれる子どもの認知機能の発達や性格の形成に、よい影響をもたらすことができると考えられる。

重要なライフコース・データ

多因子疾患の個の医学を実現するためには、すでに述べたようにマルチオミックスをはじめ多様な検査手法の導入が必要であるが、他方では個人のライフコース全体にわたる情報が大きな意味をもつものと考えられる。

すでに述べたように、日本では胎児期にはじまり、ライフコースの各時期で健診が行われている。従来この健診は、その時点で病気があるか否かを知るために行われてきたといってよい。しかしすでに述べたオランダの飢餓コホートやバーカーらの疫学的研究から、胎児期や生後早期の環境が、後年の健康に大きく影響することが明らかになった。バーカーが言うとおり「胎内で成人病ははじまっている」のである。しかも身体的健康のみでなく、性格や精神的健康まで影響することが知られている。[8][9] したがってライフコース・

データは、マルチオミックスなどのデータと合わせて、後年の疾患を予防するうえに重要な情報を提供してくれる。個人のプライバシーを守りながらこうした情報を活用していくべきであるが、わが国の現状は、残念ながら大きく遅れているといわねばならない。

第4章　治療から予防へ、そして先制医療へ

重要な公衆衛生（パブリック・ヘルス）の視点

　公衆衛生という言葉は日本にも古くからあり、森鴎外も『公衆衛生略記』のなかで、この言葉を使っている[1]。しかし日本の大学の医学部には、医学の一部門としての衛生学講座はあったが、公衆衛生学講座が設けられたのは第二次世界大戦後のことで、アメリカからの指導によるものであった。当時、アメリカには、いくつかのPublic Health Schoolがあり、医学とは独立した学問分野を形成していた。それは組織された社会的努力を通じて、疾病を予防し、生命を延長することをめざしていたといってよいかもしれない。しかし日本の公衆衛生学講座は、主任教授によって異なったが、どちらかと言えば医学のなかの社

会的側面を取り上げてきたといってよいであろう。日本でアメリカのPublic Health Schoolに似た形のものがつくられたのは、二一世紀に入ってからである。それによって、疫学、統計学、医療経済学、医療倫理学などの専門家が育ちつつあるが、さらに今後、より社会に重点を置いた公衆衛生のための専門家を（感染疫学も含めて）育成するよう、努力していかねばならない。

世界保健機構（WHO）は、その憲章のなかで、「健康とは身体的、精神的、社会的に完全に良好な状態であり、単に病気あるいは虚弱でないことではない」と、健康の社会的側面を重視している。すでに述べたように多くの疾患で、胎児期からの健康状態が影響することが知られており、幼少期の社会経済格差も後年の健康に影響することが明らかになりつつある。しかもすべての国で、寿命が延長して高齢者が増加しており、その健康をどのように支援していくかが大きな課題となってきている。公衆衛生の重要性は、そうした側面からも注目されるようになったといえよう。

今ひとつ重要な課題は、経済格差が健康格差につながることである。この問題は欧米でかなり詳しく調べられてきている。最近日本においても、いくつかの地域で横断的な調査がなされ、経済格差が健康の維持や疾患と関係することが明らかにされつつある。(2) 今後は学齢期以前から、社会的経済的に恵まれない子どもに対する支援を行い、身体的にも精神的にも健全に育つよう、社会はさまざまな形で努力していかねばならないと考える。

医療の最終目標――先制医療

病気の予防には一次予防、二次予防、三次予防などのレベルがあるといわれる。一次予防は病気の発症を未然に防ぐことを目的としたもので、予防医学にとって最も重要な課題である。二次予防は、病気を早期に発見して、進展を防ぐことを目的としている。三次予防は、少し異なった意味にも使われているが、病気の合併症の防止に使われることが多い。

予防医学の歴史のなかで重要なマイル・ストーンと考えられるものに、第2章で述べたフラミンガム研究[3)(4)]がある。これは心筋梗塞などの心疾患を起こす因子を明らかにするため、フラミンガムの住民をコホートとして実質的には一九五〇年よりはじまり、十年後には高血圧、高コレステロール血症、喫煙などがリスク因子であることが明らかにされた。そこで全米で心臓病を予防するための運動が展開されるとともに、この情報が世界的に広がった。『世界の心臓を救った町――フラミンガム研究の55条』という本が日本で出版されているのも、この研究の心疾患の予防における成果を示したものである[4]。

このように、従来の予防医学は標準的な人々を対象として、病気を起こすリスク因子を避けることによって発症を防止しようとするものであった。そこには、個人の特徴は考えられていなかったといえよう。したがってリスク因子をもっていても発症しない人もいるし、リスク因子がなくても発症する人もある。それはあくまで統計的な結果である。しかしゲノム医学の時代になって、さまざまなオミックス・データなどによってハイリスク群をかなりの程度層別化することが可能になりつつある。また今後ライフコース・データを入手できるようになれば、それも参考にすることができる。さらに疾患によっては、無症候の時期に潜在的に進行しつつある病気を、ある程度の確度で予測診断することも可能になってきている。したがってこの時期に予測診断をし、介入することによって発症を防止しようとするのが、先制医療である[5][6]（**図3-3**）。言い換えれば先制医療は個別化予防であって、その点で従来の予防とは異なっている。

もちろん現在の段階で、多くの疾患で発症前予測診断はできていないし、個人のオミックス・データ、ライフコース・データも、まだ入手に限界がある。しかし、理論的に考えても先制医療こそは最善の予防であり、しかも病気の進行を未然に防ぐ最終の医療である

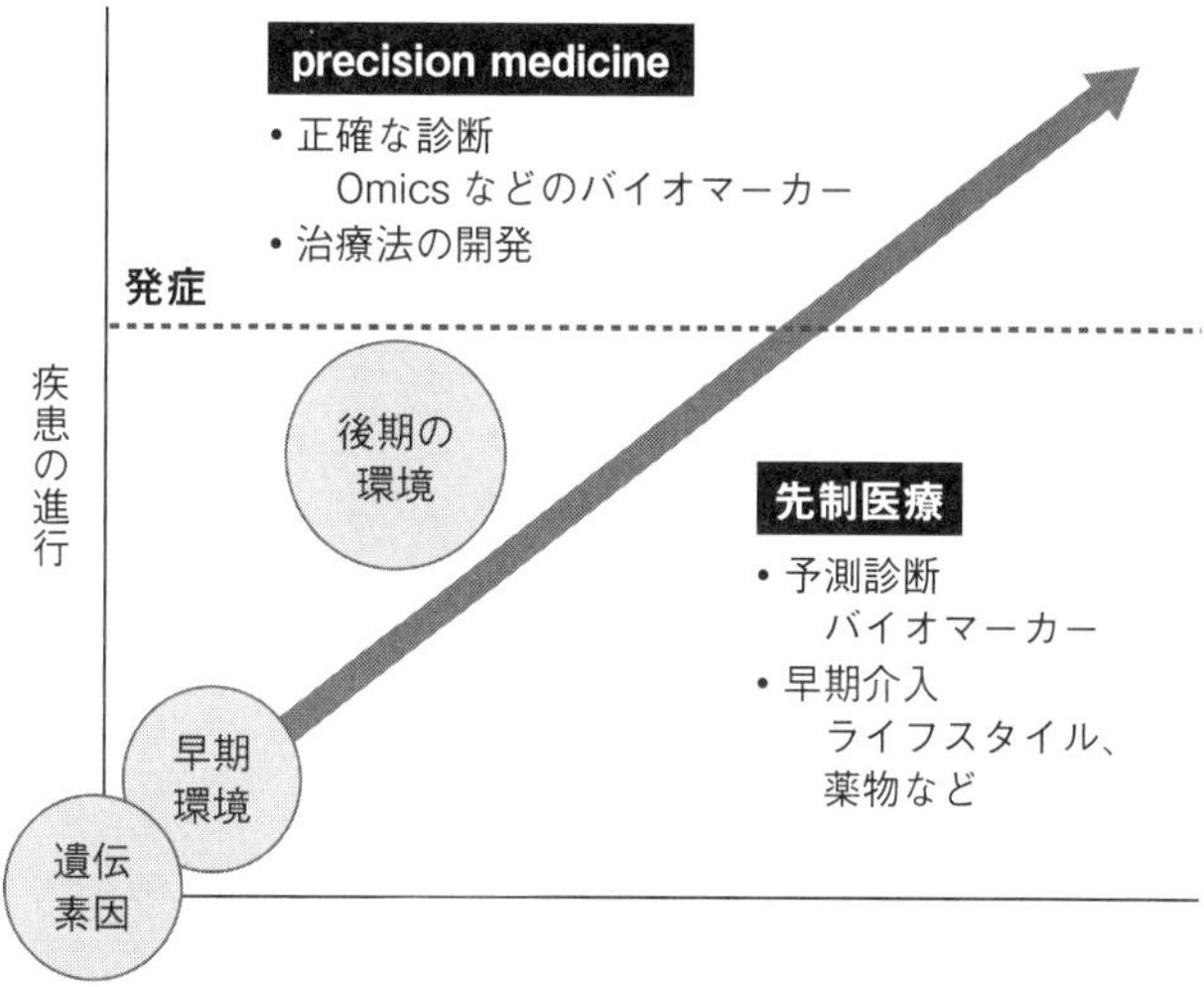

図3-3　非感染性疾患の自然史と先制医療、precision medicine

多くの多因子疾患は遺伝素因、早期環境の影響を受ける。さらに後期の環境も作用して、病的過程が潜在的に進行し、あるところで顕在化して病気が発症したと診断される。その前にバイオマーカーなどで予測して早期介入するのが先制医療である。発症後適切な診断、治療をするのがprecision medicineである。先制医療に対してはprecision public healthという言葉が用いられることもある。

といえる。それをどのように実現していくか、それが今後の医療の最大の課題である。

第5章　果てしなき感染症との戦い

常に備えを

常にあるパンデミックの脅威

二〇二〇年に起こった新型コロナウイルス感染症（COVID-19）のパンデミックは、改めて感染症の恐ろしさを全世界に知らせることとなった。医学でも薬学でも感染症の専門家が少なくなり、病院にも隔離病棟などがなくなって、構造的に対応できていないことが多いことを思い知らされた。パンデミックがなぜ起こったかは明らかでないが、地球上の人間活動の広がりと関係する可能性がある。例えば熱帯雨林は開発によって減少しており、そこに生息していた多くの生物が住みかを失いつつある。また温室ガスの排出増加によって、地球の温暖化が進み、熱帯に住んでいた動物が温帯へと移動することになる。こうした変化に伴って、そうした動物に寄生していたウイルスが、突然変異によって人への感染力を獲得する可能性が考えられる。

二〇世紀の中葉、抗生物質が導入されたことによって、長年人類を苦しめてきた結核、梅毒、呼吸器感染症、消化器感染症などが激減し、医学のなかで感染症への関心が低下した。「感染症の教科書を閉じる日が来た。疫病との戦いに勝利したのだ」と、アメリカのSurgeon General※が述べたと伝えられているのが、一九六九年のことである。しかし間もなく、メチシリン耐性黄色ブドウ球菌などの抗生物質抵抗性の菌が出現し、またいったん減少した結核が新しい形で発症し、再び問題となってきた。麻疹なども予防接種が行われなくなると小児で集団的に発生して、依然として大きな公衆衛生の問題となっている。

さらにエイズ、新型インフルエンザ、エボラ出血熱、ジカ熱など、新しい感染症が次々と登場してきた。感染症は、常に人々を悩ませる存在であり続けたわけである。二一世紀になってから、それまで普通風邪の一部の病原ウイルスとして知られてきたコロナウイルスが、重症急性呼吸器症候群（ＳＡＲＳ）、中東呼吸器症候群（ＭＥＲＳ）などの重篤な感染症を起こして問題となった。そして二〇一九年一二月、中国の武漢で発生した新しいコロナウイルス感染症、ＣＯＶＩＤ-19は俄然全世界に蔓延し、およそ一年を経てもまだ終息の目途が立っていない。(1)(2) 感染症が常に医学の重要課題であることを、われわれは改めて思い知ることとなった。

われわれがなすべきこととは　――重要な感染症への備え

今後も感染症は常に医学の重要課題であり続けるであろうし、パンデミックも起こる可能性は常に存在すると考えるべきである。それに備えて重要なことの一つは、微生物、特にウイルスの研究の推進、感染症の診断法とワクチンの開発を短期間で実現しうる手法の確立、感染免疫の研究など、関連した分野の基礎研究を常に支援していくことである。

二、三の例をあげてみよう。ウイルスは細菌をはじめすべての生物に感染していると考えられているが、まだ全貌は明らかになっていない。生命進化の過程で、いつからウイルスが出現したのか、人体には何種類ぐらいのウイルスが常在しているのか、どういう場合

※　公衆衛生局にオフィスがあり、医監および spokesman をしている。

に病原性を示すのか、ほとんど不明であるといってよい[3]。細菌については第2章で述べたマイクロビオームの研究が進んでいるのと対照的である。

細菌感染症では治療法として多くの抗生物質が開発されている。それに対して抗ウイルス薬の開発が決して容易でないことは、エイズやＣＯＶＩＤ-19の例をみても明らかである。またワクチンを迅速に開発する手法も確立されたとはいいがたい。今後の課題であろう。

感染免疫についても未解明な点が少なくない。ＣＯＶＩＤ-19の場合には、高齢者が重症化する傾向が強かった。高齢者で免疫能が低下することはよく知られているが、新しい病原体に対する自然免疫の加齢に伴う変化など、研究すべき課題は少なくない。

今ひとつ、感染症の疫学の専門家の育成も、重要な課題である。アメリカの Centers for Disease Control and Prevention（ＣＤＣ）では、常に疫学の専門家を育成している。日本にはＣＤＣに相当する組織はないが、国立感染症研究所、大学の社会医学専攻などの機関で専門家を育成し、中央政府のみでなく自治体で雇用するようにするべきであろう。二〇二〇年のＣＯＶＩＤ-19パンデミックに際して、改めてそうした人材の不足を、特に地方自治体での不足を痛感したからである。

現在、地球上ではなお人口増加が進んでおり、経済活動の広がりと人口流動も今後さらに活発になると予想される。それに伴って地球の温暖化が進み、持続可能性が大きな問題となっている。そうしたことから、感染症は今後とも増加する疾患と考えられ、常に対策を考えなければならない。

第６章　脳と心の研究

残された最大のフロンティア

脳研究の発展と障壁

本書では、脳についてはあまり詳しく述べてこなかった。脳はきわめて重要な領域でありながら、それについて述べる能力が私には乏しかったからである。

二〇世紀後半から、脳研究も大きく発展した。その一つは、遺伝子あるいはゲノム研究の発展によって、脳を構成する神経細胞、グリア細胞などの生化学的基盤が明らかになったことである。また脳のはたらきに重要な物質が数多く見出され、生化学的、生理学的研究は飛躍的に発展した。そして脳疾患のゲノム医学も進歩して、多くの脳神経疾患の理解が大きく進んだ。今ひとつは、CT、MRI、PETなどの画像技術が進歩して、脳の機能局在とその相互関係を知ることができるようになったことがあげられる(1)。それによって基礎的研究が発展したのみでなく、臨床的にも病気の診断、治療に、大きな進歩がみられるようになった。これらは脳の生物学的側面の研究であったといえる。

脳には、ほかの臓器にはみられない特徴がある。それは銀河系の星の数にも匹敵する多数の神経細胞が、膨大な数のシナップスによってきわめて複雑なネットワークを構成しており、その解析は必ずしも容易ではないことである。また脳は可塑性に富み、学習、訓練、加齢などの影響を大きく受ける組織である。さらに血液脳関門に隔てられているので、脳内の変化が必ずしも末梢血の成分に反映されないし、血液中の成分の脳内への移行も選択的であるという点も、研究を難しくしている。脳はまたホモ・サピエンスで特に発達した臓器であって、適切な動物モデルを用いて実験することが困難な場合も多い。しかも脳の重要な機能である心、すなわち意識、認知、感情、情動、意志などを的確に定義し、客観的な指標によって評価していくことも容易ではない。人間の心とは何であるのか、それが脳内でどのように構成されているのか、まだほとんど解明されていない。脳こそは二一世紀の医学に残された最大のフロンティアであるといえよう。

臨床的に重要な脳研究の課題

まず第一に、全世界で高齢化が進行しており、加齢に伴う脳機能の変化、特に認知症とその対策が大きな医学的、社会的課題となりつつある。認知症はかなり複雑な疾患群であるが、代表的なものはアルツハイマー病である。アルツハイマー病では、認知症がはじまる前に軽度認知機能障害（ＭＣＩ）の時期があるが、それより二十年前ぐらいから脳内にアミロイドβの蓄積がはじまることが知られている（図3-4）。やや遅れてタウタンパク質が蓄積する。この時期に治療して蓄積しているタンパク質を除去できればよいと考えられるが、この先制医療はまだ成功していないので、将来の課題である。

最近欧米ではアルツハイマー病が減少しているといわれている。その理由は明らかでないが、第二次世界大戦後、大学進学が増えたことが関係している可能性がある。とするならば、認知能力を高めるような生活が認知症の予防に有効であると考えられる。認知症の先制医療は、ある程度実現できると期待される。

第二は、統合失調症、発達障害、大うつ病などの内因性精神疾患である。これらはいずれも大部分が多因子疾患で、その遺伝的背景も、疾患の成立機構も複雑である。しかしG

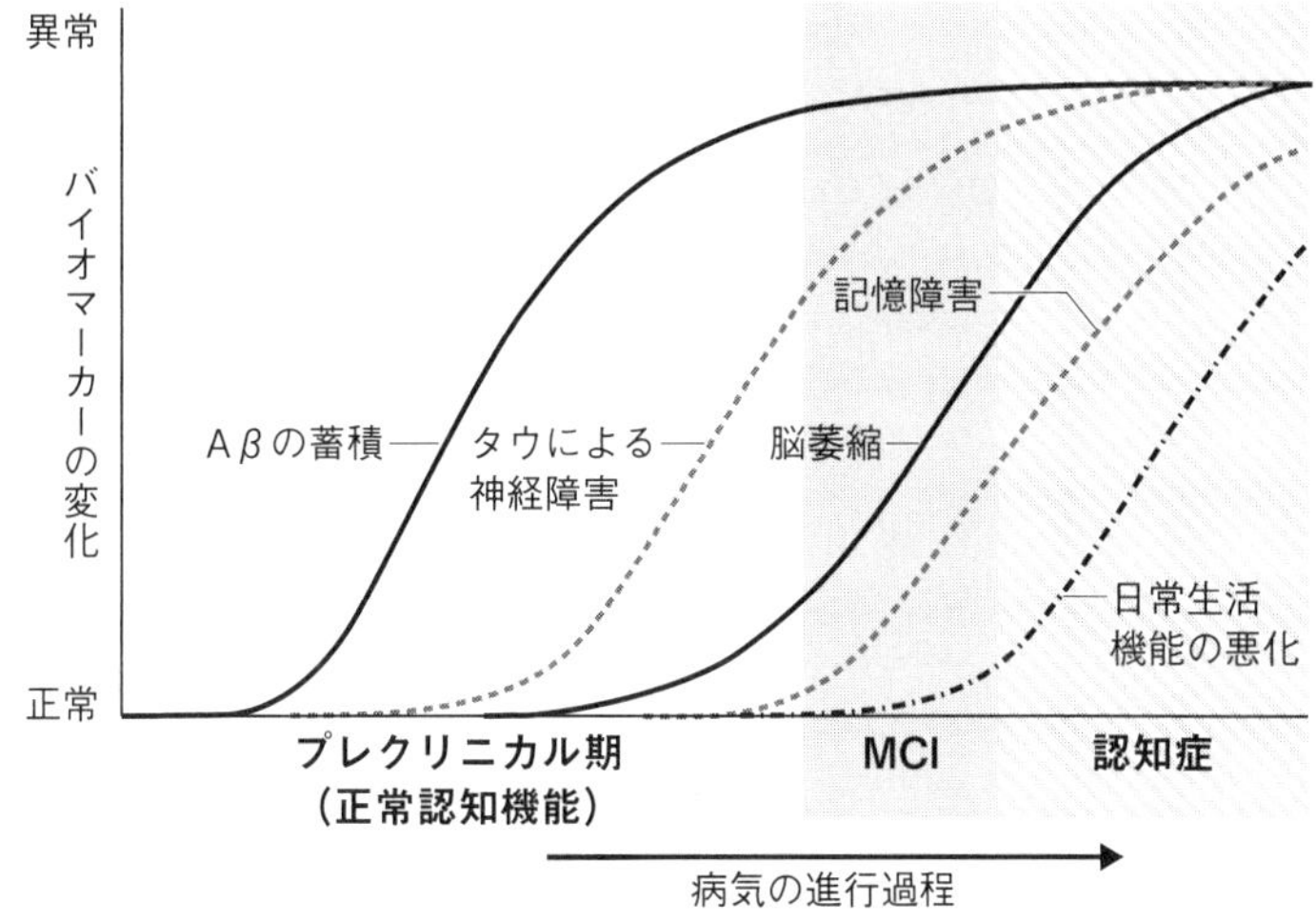

図3-4　アルツハイマー病の進行過程

Aβ：アミロイドβ、MCI：軽度認知機能障害

（Jack CR Jr, et al：Hypothetical model of dynamic biomarkers of the Alzheimer's pathological cascade. *Lancet Neurol*, 9：119-128, 2010 より引用）

WASなどの研究の進歩によってかなりの程度に遺伝素因の解明が進んでいるので、今後、精神疾患ももう少し整理され、対策が立てられるものと期待される[2]。

第三は、社会脳科学ともいうべき分野である[3]。人類の特徴は、大きな集団をつくって社会性をもって生きていることである。しかし社会が複雑になればなるほど、社会性に問題がある人が増加していくことが懸念されている。特にIT技術が進歩し、スマホ時代、ウェブ時代となると、人類が長い間大切にしてきたフェース・

ツー・フェースの意志伝達から記号や画像による伝達に変わることになり、そのことが社会脳の発達にどう影響するか、懸念が広がっている。社会への適応障害ともいうべき発達障害の増加が、未来の問題を暗示しているように思われる。

第7章　再生医学
古くて新しい分野

組織工学から幹細胞医療へ

外傷や病気で失われた組織を再生しようとする試みはかなり長い歴史をもっており、当初は技術的側面が中心であったので、組織工学（tissue engineering）と呼ばれていた。しかし二〇世後半に幹細胞研究が進み、それを活用した組織再生が可能となって、しだいに再生医学（regenerative medicine）という呼び名が一般化した。特に受精卵から、あらゆる組織に分化する胚性幹細胞がつくられたことによって、個体形成の過程がしだいに解明され、組織幹細胞の存在が明らかになってきた。また、いったん分化した細胞に少数の転写因子を導入することによって胚性幹細胞と類似した多能性幹細胞、すなわちiPS細胞(induced pluripotent stem cell)が山中伸弥教授らによって作られて、再生医学への期待も一気に高まった。自分自身の幹細胞をもてば、あらゆる組織再生に使用できるからである[1]。

しかし現実には、それらを用いることは必ずしも容易ではない。何よりもコストと手間がかかるからである。したがって研究面では一定の成果があげられているが、現実には組織に存在する成体幹細胞や流血中の間葉系幹細胞を用いる再生医療が中心であり、今後もその方向が続くものと考えられる。iPS細胞については、京都大学iPS細胞研究所内にバンクがつくられているので、今後活用の幅が広がるものと期待される。

再生医療——残された領域

再生医療は、一部の先天異常、疾患や外傷による組織の障害に、かなり幅広く使用されるものと考えられる[2][3][4]。心臓、血管、皮膚、目(角膜、網膜など)、血液成分などである。残された大きな領域の一つは膵ラ氏島で、これは成体幹細胞から作ることができず、iPS細胞から作製できるのではないかと考えられる。膵β細胞は、きわめて高濃度のインスリンを合成している特殊な細胞であることと，α細胞などと膵ラ氏島という小器官をつくっているためか，まだ再生に成功していない。しかし1型，２型糖尿病はきわめて多い疾患であり，膵β細胞の再生は，特に安定したインスリン治療が難しい患者にとって大きな福音となる。

神経系では，脳血管障害のほかに，認知症，パーキンソン病などの神経変性疾患，老人性難聴，脊髄損傷などに対しても，失われた神経細胞をどこまで再生できるかが課題であり，今後研究が進むものと考えられる。もちろん心筋細胞の再生も重要であるが，これはおそらく達成されるであろう。

再生医療のなかでいま一つの残された重要な領域は，腎臓，肝臓などの複雑な構造をもった組織の再生である。これについては動物の体内で作製する試みがなされている。再生医療にとって困難な課題は高いコストであり，これをどのように解決するかが，今後の発展を占ううえで重要である。

第8章 情報と医学の融合
医学の未来を拓くフロンティア

ビッグ・データ

本書では、医学は観察と経験からはじまったと、冒頭に述べた。それを別の言葉で言えば、情報の蓄積こそが医学のはじまりであったといえよう。当初は、一人の頭脳に入る程度の、限られた情報量であった。しかし医学が進んでさまざまな研究や検査がなされるようになり、さらに個人のライフコース・データまで活用する時代となると、膨大な情報を扱わねばならなくなる。[1][2][3]

この面でのわが国の取り組みは、残念ながら大きく遅れていると言わざるを得ない。例えば病院は膨大な患者のデータをもっているが、それらは病院外ではほとんど活用されてこなかった。また自治体、学校、企業などの健診も、記録がつながっていないことと、個人情報であることもあって、それらは後にほとんど活用されていない状態である。日本の健診はその時点で病気があるかないかを知るためのものであって、それらが後年の健康まで影響するという視点が、全くなかったといってよい。そのことが、ライフコース・データの活用を遅らせてしまった一因であると考えられる。

日本では二〇一八年、次世代医療基盤法が施行され、臨床情報を匿名化したうえで利活用することが可能となった。政府の認可を受けた業者は、二〇二〇年現在二社のみである。そのデータを活用すれば、個人は過去の自分のデータをいつでも簡単に知ることができ、健康の維持に役立てることができる。さらに匿名化したうえで、研究者、企業、自治体などが、臨床研究、製品開発、公衆衛生など、さまざまな目的に活用できる。

問題は病院のデータと、すでに述べたライフコース・データあるいは個人の健康、医療などのデータ、ＰＨＲ（personal health record）とがまだつながっていないことであって、今後これをどう接続してライフコース・ヘルスケアを実現していくかが課題である。目標は precision medicine あるいは先制医療であることはいうまでもない[4]。また二〇二〇年に生じたＣＯＶＩＤ-19のパンデミックに際しても、どういう人が重症化するのか、無症候で終わるのか、ライフコース・データを活用できれば、もっと知る手がかりがあったかもしれない。

基礎研究とビッグ・データ

ビッグ・データは、もちろん個人の健康情報にとどまるものではない。基礎研究のデータから、臨床研究の知見、研究機器、薬品などの、多方面に膨大なデータも存在する。そしてそれらは、多くの人に利用可能となっている。例えば単一遺伝子病については、Ｖ・マッキュウシック（V. A. McKusick, 1921-2008）が編集したＯＭＩＭ（Online Mendelian Inheritance in Man）が有名であり、インターネットで誰でも簡単に情報を得ることができる。彼は二〇〇八年、その業績で日本国際賞を受賞した。

二一世紀に入ってからゲノム、プロテオームなどのオミックスデータの膨大な蓄積があり、代謝経路の研究も広い範囲で進んだ(1)。これらのデータを蓄積、活用する分野は、バイオインフォーマティクスと呼ばれ、重要な情報を提供しつつある。例えば、京都大学のＫＥＧＧ（Kyoto Encyclopedia of Genes and Genomes）は、ゲノム、タンパク質から代謝経路までの情報センターとして、基礎研究の分野で国際的に広く活用されている。基礎医学も、またビッグ・データの時代となっているのである。さらに、ＵＫバイオバンクが五十万人のゲノム・データを蓄積し公開しているし、第２部で述べたオバマ前アメリカ大統領の提案ではじまった precision medicine initiative では、百万人のデータの蓄積が All of Us Program の名称で進みつつある。わが国では、規模はこれらより小さいが東北メディカル・メガバンク機構が、日本人のデータを集めつつある。こうした努力によって、きわめて多くの人の、ゲノムあるいは健康情報が利用可能となってきている。

医学と情報学の発展を考えると、ビッグ・データは今後さらに集積され、それがすべての研究者に利用できるようになるデータ・シェアリングの時代となることは確実である。しかしそこにはプライバシーの保護をはじめ、さまざまな社会的、倫理的問題があると考えられる。

人工知能とＩｏＭＴ

人工知能（ＡＩ）とは、計算という概念とコンピューターという道具を用いて、人の知能のはたらきを実現したものと定義される。[4][5]すでに一九五〇年頃から研究がはじまっているが、いわゆる深層学習の技術が用いられるようになってから急速に発展し、人の知能を超える日が来るのではないかと議論されるまでになっている。医学、医療の領域でも、どのように深層学習を進めるか、議論がなされている。ただ、現在の深層学習ではＡＩがどのようなプロセスで結果を出したのか不明であるが、今後それを明らかにできるようになるのではないかと期待されている。

従来人間にしかできなかった医療行為も、この人工知能の技術によって代替される部分が大きくなることは確実で、すでに一部は臨床に導入されている。[4]例えば、Ｘ線写真、病理標本、眼底写真などの画像診断は、ＡＩが非常に高い能力を発揮するようになっている。

将来、臨床における診断から治療までのほとんどのプロセスに、ＡＩとロボットが活用される時代が来ることは確実であろう。それがどのような形で来るのか、ある一つの未来図を描いてみよう。例えば病院に行くと、まず問診がロボットによって行われ、身体所見から必要な検査項目の選定がＡＩによってなされる。検査が終了するとＡＩが臨床診断を決定し、最善の治療法を選ぶ。そして処方箋がロボットから渡される。外科手術が必要な場合には、手術ロボットによって、それが実施される。したがって医師も看護師も不要になり、当然失業することになる。

しかしこうした時代は来ないと私は考える。確かにロボットもＡＩも、今後いっそう幅広く活用され、医療をより確実で身近なものにしていくであろう。しかし人は、遺伝的にも生活環境からみても多様性がある複雑な存在であり、たとえ九十％の人が正しい診断を受けるとしても、残り十％の人を無視することはできない。そのうえ、人は心という複雑な、簡単に推測することができない機能をもっている。今後、認知能力のみでなく、ＡＩによる人の心の研究も進むであろう。しかし、人の心の動きを推し量り、その悩みに共感したり、批判したりしながら、適切に対応することは人でないとできないと考える。いのちの危険を感じている人の心の動きは決して一様ではなく、人によって、また同じ人でも場合によって大きく異なる。医療こそ、ＡＩが最も苦手の領域ではないかと私は考えている。

医師はむしろＡＩに任せられるところは委ね、その能力を活用することによって、よりよい臨床的能力を発揮できるようにすべきであろう。今後臨床のさまざまな分野へＡＩが導入されることによって、医療のあり方が大きく変わることは疑いがない。外科領域では手術ロボットなども進歩し、遠隔医療もかなりの程度に可能になることは確実である。遠隔地に住む人にとって、遠隔診断、遠隔治療の確立は必要不可欠だからである。もちろん

ＡＩは、研究面でも活用が期待されている。その一つは創薬で、きわめて多くの化合物から薬品となる候補を見出すためには、ＡＩの力を借りることが効率的である。また公衆衛生の分野でも、個人がその特徴に応じて健康を維持するうえに、ＡＩの果たす役割はきわめて大きい。

もう一つ、急速に進みつつあるものに、ＩｏＴ（Internet of Things）がある。これはいろいろの機器をインターネットを利用して結ぶもので、医療の領域では、ＩｏＭＴ（Internet of Medical Things）とも呼ばれている。健康情報を取得するさまざまなデバイスを用いて、日常生活をしている人々から例えば心電図などの心血管系の機能、血糖などの生化学的データなど、さまざまなデータを自動的に取得し、それを解析して治療に反映するものである。[6] データを収集するデバイスとしては眼鏡、スマートフォン、腕時計、衣服など身につけるもの、家の中に装置を置くものなどがある。こうした情報は自動的に医師に送られるので、リアルタイムで情報を把握でき対応することが可能となる。すでに血糖変動の激しいインスリン依存性糖尿病の血糖のコントロールなどでは、自動的にインスリン投与量を調整するシステムが実用化されはじめており、[7] 今後さらに多様な方式が進むことは疑い

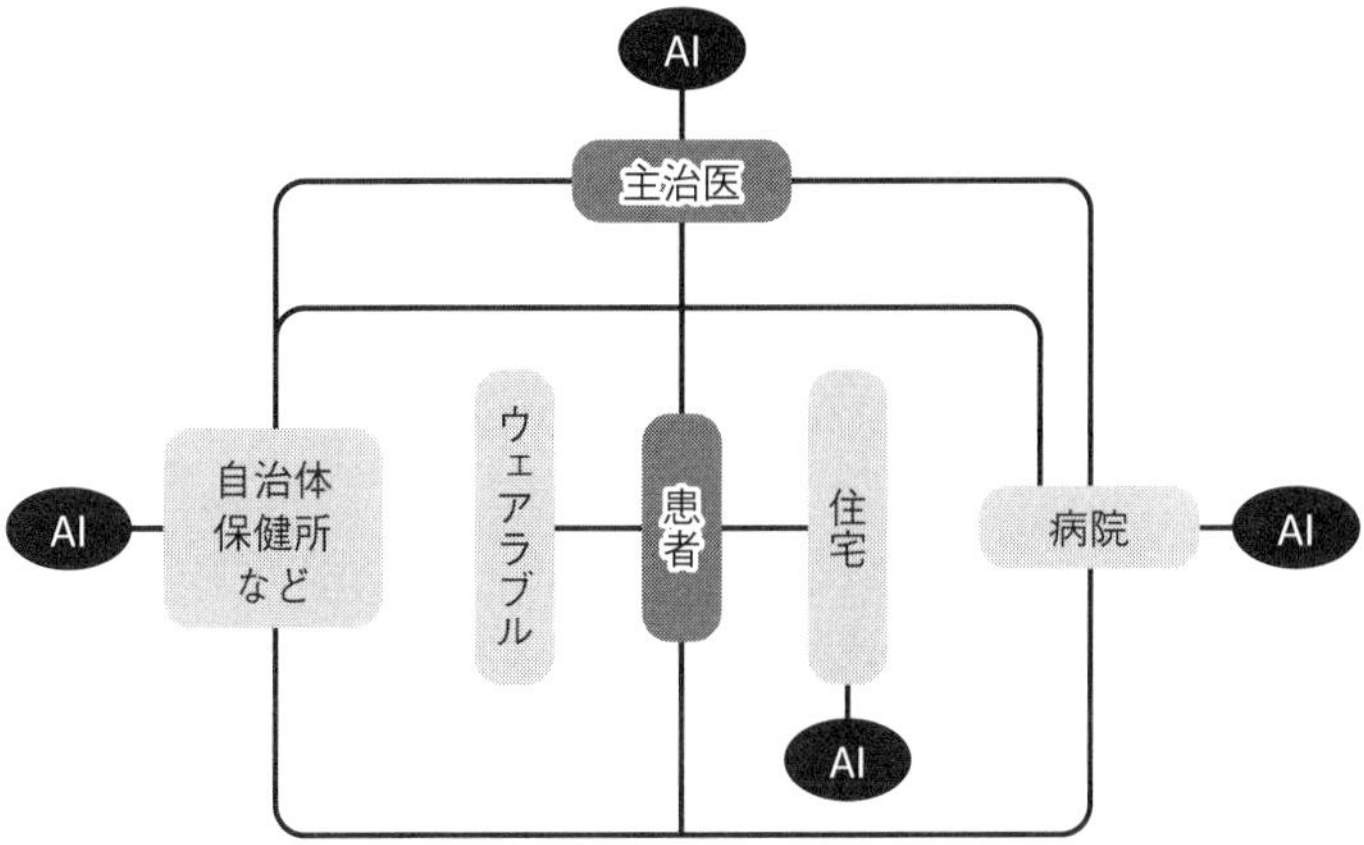

図3-5　IoMTを活用した未来の医療
ウェアラブル：腕時計、メガネ、スマートフォンなど。

がない。これも医師が不要となるわけではなく、管理がより効率的で、精度の高いものになるということである。そして図3-5に示すように、患者と病院の連携も、よりいっそう緊密なものになるであろう。それによって医療関係者は、患者の心理的なケアなどにより多くの時間を割くことができるようになる。二〇二〇年のＣＯＶＩＤ-19のパンデミックでインターネットの活用が急速に進んでおり、これがＩｏＭＴの普及をいっそう進めるのではないかと考えられる。

確かにＡＩには、人間を超えた大きな力があることは疑いがない。それを活用しながら、より的確に医療を行うために、これからの医師には医学・情報学の学識のみでなく、人間と社会を理解する総合的な「人間力」が求められるのではなかろうか。

おわりに

新型コロナウイルス感染症、ＣＯＶＩＤ‐19の患者数の増加によって二〇二〇年四月に緊急事態宣言が出され、思わぬ時間がとれたので、この書を書き上げた。もとより大きなテーマであったので、十分な議論ができていない点があると思うが、私なりに医学の歴史をまとめ、若干未来を展望したつもりである。

今後、医学はいっそう多方面に発展することは疑いがなく、そのため書き残した問題も少なくない。特に全世界的に高齢化が進むなかで、老化はどこまで防止できるのか、不老・不死は実現するのか、なども大きな問題である。老化のメカニズムは現在も明らかでなく、それをどこまで防止できるのか、不明である。また老化をある程度防止できるとしても、それが人間社会にとって、あるいは世界にとってよい結果をもたらすのか、慎重に考えねばならない。そのためには、生命進化三十八億年の歴史と、その結果今日地球上で生命をつないでいるすべての生物のことも考えておかねばならないであろう。人類だけがその欲望のままにふるまうことはすでに難しくなっていることを、十分心にとどめておかないといけない。

もう一つ書き残した問題は、医師研究者（physician scientist）の減少である。かつて日本では、臨床医になるためにも一定の研究を行い、医学博士の称号を得ることが、臨床医学を習得したというステータスとなっていた。そのため内容はともかく、研究に興味をもつ時期があったのである。しかし卒後研修制度と専門医制度の拡充、大学の独立行政法人化などの影響があって、医学部卒業生で研究に従事する人が減少してきた。

医学教育が制度上大学院であるアメリカでは、すでに一九七〇年代から医師研究者の減少が問題となり、さまざまな施策が実施されているが、改善の傾向はみられていない。医師研究者は、依然として「絶滅危惧種」である。そして四十年あまり遅れて、日本でも医学部の卒業生が長い研修医コースに進むため、研究者の道を歩む人が減少し、医師研究者が絶滅するのではないかと危惧されている。もちろん医学以外に生命科学の分野の人で医学研究に入ってくる人が増えるであろうし、それは歓迎すべきことである。

しかし今後の医学の進歩を考えると、やはり医学のバックグラウンドをもった研究者が育ってほしいと考える。病む人の苦しみ、悩みに直接接する経験は、医学の研究の方向を決めるうえで、やはり必要なことであろう。ＡＩ技術の時代になればなるほど、病気のこと、患者のことへの深い理解をもった人が必要になるのではないか。本書を執筆した動機として、それがあることを、私は書き進めながら気づいた。医師研究者をめざす人が、少しでも増えることを期待してやまない。

最後に、原稿の段階で査読していただいた京都大学 中尾一和名誉教授、松田文彦教授、慶應義塾大学 伊藤 裕教授、図表の作成など編集に尽力していただいた羊土社編集部の間馬彬大、中川由香氏にお礼を申し上げる。

井村裕夫

二〇二〇年十月

文献

第1部　医学の歴史

第1章　観察と経験に基づく医学

（1）"Joslin's Diabetes Mellitus, 19th edition" Kahn CR, Weir G, eds. Lea and Febiger, 1994
（2）『糖尿病物語』垂井誠一郎著、中山書店、二〇〇一年
（3）『医のフィリア』井村裕夫著、中山書店、二〇〇一年
（4）"Charcot, the Clinician" Goetz CG. Lippincott-Raven Publishers, 1987（邦訳『シャルコー　神経学講義』、加我牧子　鈴木文晴監訳、白楊社、一九九九年）
（5）『モルフィンと人類の歴史』天木嘉清著、青山ライフ出版株式会社、二〇一三年
（6）Soelberg CD, et al : The US opioid crisis: current federal and state issues. *Anesth Analg*, 125 : 1675, 2107
（7）『細菌学の歴史』ウイリアム・ブロック著、天城和暢訳、医学書院、二〇〇六年
（8）『医の心』井村裕夫著、京都通信社、二〇一八年
（9）「特集　もっともっとフィジカル」徳田安春企画、medicina, 55 : 1307–1473, 2018

第2章　病因・病態に基づく医学

（1）Adams EW：Founders of Modern Medicine: Giovanni Battista Morgagni. *Med Library Hist J*, 1：270-277, 1903

（2）『医のフィリア』井村裕夫著、中山書店、二〇〇一年

（3）Harris NL, Scully RE：Chapter24, The clinicopathological Conference（CPCs）. *in* “Keen Minds to Explore the Dark Continents of Disease” Louis DN, Young RH, eds. Massachusetts General Hospital and Harvard Medical School, 2011（https://www.massgeneral.org/assets/MGH/pdf/pathology/pathology_chap24.pdf）

（4）『ペストからエイズまで』ジャック・リュフィエ　ジャン＝シャルル・スールニア著、仲沢紀雄訳、国文社、一九八八年

（5）宮井潔：わが国における臨床検査医学の歩みと展望。生体資料分析、33：93-102, 2010

（6）『新薬スタチンの発見』遠藤章著、岩波書店、二〇〇六年

（7）Page C, Cazzola M：Bifunctional drugs for the treatment of asthma and chronic obstructive pulmonary disease. *Eur Resp J*, *44*：475-482, 2014

（8）“Principles and Practice of Clinical Research, 3rd edition” Gallin JI, Ognibene FP, eds. Academic Press, 2012（邦訳『ＮＩＨ臨床研究の基本と実際　原書3版』井村裕夫監修、竹内正弘　他訳、丸善出版、二〇一六年）

第2部　医学の現在

第1章　証拠（エビデンス）に基づく医療（ＥＢＭ）

（1）『疫学』木原正博　他訳、メディカル・サイエンス・インターナショナル、二〇一〇年
（2）"Clinical Epidemiology: The Essentials" Fletcher RH, et al. Williams and Wilkins, 1996（邦訳『臨床疫学』福井次矢監訳、医学書院、一九九六年）
（3）"Principles and Practice of Clinical Research, 3rd edition" Gallin JI, Ognibene FP, eds. Academic Press, 2012（邦訳『ＮＩＨ臨床研究の基本と実際　原書3版』井村裕夫監修、竹内正弘　他訳、丸善出版、二〇一六年）
（4）Tsao CW, Vasa RS : The Framingham Heart Study (FHS): overview of milestones in cardiovascular epidemiology. *Int J Epidemiol*, 44 : 1800-2015, 2015
（5）『世界の心臓を救った町　──フラミンガム研究の55年』嶋康晃著、ライフサイエンス出版、二〇〇四年
（6）"The Life Project" Pearson, H. Counter Print, 2016
（7）Ueda K, et al : Decreasing trend in incidence and mortality from stroke in Hisayama. *Japan Stroke*, 13 : 154-160, 1980
（8）Gufatt G, et al : Evidence-based medicine. A new approach to teaching the practice of medicine. *JAMA*, 268 : 2420-2425, 1992
（9）Oxmann AD, et al : User's guide to the medical literature: 1. How to get started. The evidence-based

medicine working group. *JAMA*, 270 : 2093–2095, 1993
(10) Djulbegovic B, Guyatt G : Progress in evidence-based medicine: a quarter century on. *Lancet*, 390 : 415–423, 2019
(11) "Users' Guides to the Medical Literature" Guyatt. G, Rennie. D, eds. American Medical Association, 2001（邦訳『臨床医のためのＥＢＭ入門』古川壽亮　山崎力監訳、医学書院、二〇〇三年）
(12)『臨床研究イノベーション』井村裕夫著、中山書店、二〇〇六年
(13) Webb CP, Pass H : Translational research from accurate diagnosis to appropriate treatment. *J Trans Med*, 2 : 35, 2004
(14)『戦略イニシアティブ　統合的迅速臨床研究（ＩＣＲ）の推進』科学技術振興機構研究開発戦略センター著、科学技術振興機構、二〇〇七年
(15)『戦略イニシアティブ　医薬品、医療機器等の審査・承認体制のあるべき姿』科学技術振興機構研究開発戦略センター著、科学技術振興機構、二〇〇八年
(16)『疾病制圧への道（下）医療イノベーション実践編』福島雅典著、創英社、二〇一九年
(17) Lippin G, et al : Microdosing and drug development: past, present and future. *Expert Opin Drug Metab Toxicol*, 9 : 817–834, 2013
(18) Ashburn TT, Thor KR : Drug repositioning: Identifying and developing new uses for existing drugs. *Nature Rev Drug Discovery*, 3 : 673–683, 2004

第2章　ゲノム情報に基づく医学

（1）“DNA: The Secret of Life” Watson JD, Berry A. Knopf, 2003（邦訳『DNA』青木薫訳、講談社、二〇〇三年）

（2）『ゲノム敗北』岸宣仁著、ダイアモンド社、二〇〇四年

（3）「ミレニアムプロジェクト（新しい千年紀プロジェクト）について」（首相官邸、https://www.kantei.go.jp/jp/mille/）

（4）『21世紀を支える科学と教育』井村裕夫著、日本経済新聞社、二〇〇五年

（5）井村裕夫：ミレニアムプロジェクトから始まった医学の重要課題。ここまで来たミレニアム先端医療（第41回シスメックス学術セミナー）、二〇一八年

（6）Oliver M, et al：High throughput genotyping of single nucleotide polymorphism using new biplex invasive technology. *Nucleic Acid Res*, 30：e53, 2002

（7）Ozaki K, Tanaka K：Genome-wide association study to identify single nucleotide polymorphisms conferring risk of myocardial infarction. *Methods Mol Med*, 128：173-180, 2006

（8）Monalio TA, et al：Finding the missing heritability of complex disease. *Nature*, 461：747-753, 2009

（9）Weinstein JN, et al：Cancer Genome Atlas Resarch Network. *Nat Genet*, 45:1113-1120, 2013

（10）Ren R：Mechanism of BCR-ABL in the pathogenesis of chronic myelogenous leukemia. *Nat Rev Cancer*, 5：172-183, 2005

（11）Soda M, et al：Identification of the transforming EML4-ALK fusion gene in non-small-cell lung cancer.

Nature, 448：561-566, 2007
（12） 曽田学、間野博行：EML4-ALK 融合型遺伝子：発見から診断、治療へ。肺癌、52：136-141, 2012
（13） Martincorena I, et al：High burden and pervasive selection of somatic mutations in normal human skin. *Science*, 348：880-886, 2015
（14） Yokoyama A, et al：Age-related remodeling of esophageal epithelia by mutated cancer drivers. *Nature*, 565：312-317, 2019
（15） Leach DR, et al：Enhancement of anti-tumor immunity by CTLA-4 blockade. *Science*, 271：1734-1738, 1996
（16） Iwai Y, et al：Involvement of PD-L1 on tumor cells in the escape from host immune system and tumor immunotherapy by PD-L1 blockade. *Proc Nat Acad Sci USA*, 99：1293-1297, 2002
（17） Nishikawa H, Sakaguchi S：Regulatory T cells in cancer immunotherapy. *Curr Opin Immunol*, 27：1-7, 2014
（18） Collins FS, Varmus H：A new initiative on precision medicine. *N Engl J Med*, 372：793-795, 2015
（19） Vaidyanathan R, et al：Cancer diagnosis: from liquid biopsy and beyond. *Lab Chip*, 19：11-34, 2018
（20） "One in a billion" Johnson M, Gallagher K. Simon & Schuster, 2017（邦訳『10億分の1を乗りこえた少年と科学者たち』梶山あゆみ訳、井元清哉解説、紀伊國屋書店、二〇一八年）
（21） Rigard S, et al：XIAP deficiency in humans causes an X-linked lymphoproliferative syndrome. *Nature*, 444：110-114, 2006

(22) Marsh RA, et al：Using flow cytometry to screen patients for X-linked lymphoproliferative syndrome due to SAP deficiency and XIAP deficiency. *J Immunol Methods*, 362：1-9, 2010

(23) 森屋友宏：分類不能型免疫不全症（ＣＶＩＤ）の多彩な病像と分子基盤。臨床血液、54：1983-1991, 2013

(24) Bernstein BE, et al：An integrated encyclopedia of DNA elements in human genome. *Nature*, 489：57-74, 2012

(25) Groopman EE, et al：Diagnostic utility of exome sequencing for kidney disease. *N Engl J Med*, 380：142-151, 2019

(26) Adam DR, et al：Next generation sequencing to diagnose suspected genetic disorders. *N Engl J Med*, 379：1355-1362, 2018

(27) "Who we are and how we get here" Reich D. Oxford University Press, 2018（邦訳『交雑する人類』日向やよい訳、ＮＨＫ出版、二〇一八年）

(28) Hajdinjak M, et al：Reconstructing the genetic history of late Neanderthals. *Nature Genetics*, 29：652-656, 2018

(29) Meyer M, et al：A high coverage genome sequence from an archaic Denisovan individual. *Science*, 12：222-226, 2012

(30) Jacobs GC, et al：Multiple deeply divergent Denisovan ancestries in Papuans. *Cell*, 177：1011-1121, 2019

(31) Hu H, et al：Evolutionary history of Tibetans inferred from whole genome sequencing. *Plos Genet*, 13：e1006675, 2017

（32）Racimo F, et al : Archaic adaptive introgression in TBX15/WARS2. *Mol Biol Evol*, 34 : 509–524, 2016
（33）Dannemann M, Kelso J : The contribution of Neanderthals to phenotype variation in modern humans. *Am J Human Genet*, 101 : 578–589, 2019
（34）Tishkoff SA, et al : Convergent adaptation of human lactase persistence in Africa and Europe. *Nat Genet*, 39 : 1256–1260, 2007
（35）Gross ER, et al : A personalized medicine approach for Asian Americans with the aldehyde dehydrogenase 2*2 variant. *Ann Rev Pharmacol Toxicol*, 55 : 107–127, 2015
（36）Mizuno Y, et al : Variant aldehyde dehydrogenase 2（ALDH2*2）is a risk factor for coronary spasm and ST-segment elevation myocardial infarction. *J Am Heart Assoc*, 5 : e003247, 2016
（37）『進化医学　人への進化が生んだ疾患』井村裕夫著、羊土社、二〇一二年
（38）Shendure J, Akey JM : The origins, determinants, and consequences of human mutations. *Science*, 349 : 1478–1482, 2015
（39）Kong A, et al : Rate of *de novo* mutations and the importance of farther's age to disease risk. *Nature*, 488 : 491–495, 2012
（40）Jónsson H, et al : Parental influence on human germline *de novo* mutations in 1548 trios from Iceland. *Nature*, 549 : 519–522, 2017

第3章　ゲノム医学からみた多因子疾患

（1）"Joslin's Diabetes Mellitus, 13th ed" Kahn R, Weir GC, eds. Lea & Fabiger, 1994

（2）葛谷健、他：日本人における双生児糖尿病の調査成績。糖尿病、30：1047-0163, 1987

（3）Fuchsberger C, et al：The genetic architecture of type 2 diabetes mellitus. *Nature*, 536：41-48, 2016

（4）Mahajan A, et al：Fine mapping type 2 diabetes loci to single-variant resolution using high-density imputation and islet-specific epigenomic maps. *Nat Genet*, 30：503-513, 2018

（5）Giri A, et al：Trans-ethnic association study of blood pressure determinants in over 750,000 individuals. *Nat Genet*, 51：51-62, 2019

（6）Evangelou E, et al：Genetic analysis over 1 million people identifies 535 new loci associated with blood pressure traits. *Nat Genet*, 50：1412-1425, 2018

（7）Wang Y-M, et al：Correlation between DNsase 1 hypersensitive site distribution and gene expression in HelLa 83 cells. *PLOS One*, 7：e42414, 2o12

（8）Roseboom T, et al：The Dutch famine and its long-term consequences for adult health. *Science Direct*, 82：485-491, 2006

（9）Wang Z, et al：Infant exposure to Chinese famine increased the risk of hypertension in adulthood: results from the China Health and Retirement longitudinal study. *BMC Public Health*, 16：435, 2016

（10）Imura H：Life course health care and preemptive approach to non-communicable diseases. *Proc Jpn Acad Ser B Phys Biol Sci*, 89：462-473, 2013

(11) Neel JV : Diabetes mellitus: a "thrifty" genotype rendered detrimental by progress. *Am J Human Genet*, 14 : 353-362, 1962

(12) Barker DJP, Osmond C : Infant mortality, childhood nutrition and ischemic heart disease in England and Wales. *Lancet*, 327 : 1077-1081, 1986

(13) Hales CN, Barker DJP : Type 2 (non-insulin dependent) diabetes mellitus: the thrifty phenotype hypothesis. *Diabetologia*, 35 : 595-601, 1992

(14) Zhang Y, et al : Sperm RNA code programmes the metabolic health of offspring. *Nat Rev Endocrinol*, 15 : 489-498, 2019

(15) "Developmental Origin of Health and Disease" Gluckman P, Hanson M, eds. Cambridge University Press, 2007

(16) Portha B, et al : Early environmental factors, alteration of epigenetic marks and metabolic disease susceptibility. *Biochimie*, 97 : 1-15, 2014

(17) Heijmans BT, et al : Persistent epigenetic differences associated with prenatal exposure to famine in humans. *PNAS*, 105 : 17046-17049, 2008

(18) Turecki G, Meaney M : Effects of the social environment and stress on glucocorticoid receptor gene methylation: a systematic review. *Biol Psychiatry*, 79 : 87-96, 2016

(19) Gouderman WJ, et al : Association of improved air quality with lung development in California. *N Engl J Med*, 372 : 905-913, 2015

(20) Pagalan L, et al : Association of prenatal exposure to air pollution with autism spectrum disorder. *JAMA*

Pediat, 173：86-92, 2019
(21) Silverwood RJ, et al：Low birth weight, later renal function, and the role of adult blood pressure, diabete, abd obesity in a British birth cohort. *Kidney Int*, 84：1262-1270, 2013
(22) Lynch SV, Pederson O：The human microbiome in health and disease. *N Engl J Med*, 375：2369-2379, 2016
(23) 「特集　ＨＬＡと疾患感受性」荒瀬尚企画、実験医学、37：2246-2289, 2019
(24) Yabe D, et al：β cell dysfunction versus insulin resistance in the pathogenesis of type 2 diabetes in East Asians. *Curr Diab Rep*, 15：602, 2015
(25) Imamura M, et al：Genome-wide association studies in the Japanese population identify seven novel loci for type 2 diabetes diabetes. *Nature Commun*, 7：10531, 2016

第３部　医学の未来

第１章　がんゲノム医学の確立

(1) Turnbull C, et al：Cancer genetics, precision prevention and a call to action. *Nature Genet*, 50：1212-1218, 2018
(2) Vaidyanathan R, et al：Cancer diaganostics from liquid biopsy and beyond. *Lab Chip*, 19：11-34, 2018

（3）Shah R, et al : Frontiers in medicine: circulating extracellular vesicles in human diseases. *N Engl J Med*, 379 : 958-966, 2018

（4）Ramos CA, et al : CAR-T cell therapy for lymphoma. *Ann Rev Med*, 67 : 165-183, 2016

（5）Grigor EJM, et al : Risks and benefits of chimeric antigen receptor T-cell（CAR-T）therapy in cancer: a systematic review and meta-analysis. *Transfus Med Rev*, 33 : 98-110, 2019

第2章　先天異常の治療の確立

（1）Crooke ST, et al : RNA-targeted therapeutics. *Cell Metab*, 27 : 714-739, 2018

（2）『いま、本格化する遺伝子治療（実験医学増刊、38）』小澤敬也編、羊土社、二〇二〇年

（3）Doudna JA, Charpentier E : Genome editing. The new frontier of genome engineering with CRISPR-Cas9. *Science*, 346 : 1258096, 2014

（4）Knott GJ, Doudna JA : CRISPR-Cas guides the future of genetic engineering. *Science*, 361 : 866-869, 2018

（5）Porteus MH : Frontiers in medicine: a new class of medicines through DNA editing. *N Engl J Med*, 380 : 947-959, 2019

（6）Rosenbaum L : The future of gene editing - toward scientific and social consensus. *N Engl J Med*, 380 : 971-975, 2019

（7）Chen H, et al : Dynamic interplay between enhancer-promoter topology and gene activity. *Nature Genet*, 50 : 1296-1301, 2018

第3章　多因子疾患へのアプローチ

（1）Chen H, et al : Dynamic interplay between enhancer–promoter topology and gene activity. *Nature Genet*, 50 : 1296–1301, 2018

（2）『驚異のエピジェネティクス』中尾光善著、羊土社、二〇一四年

（3）Cavalli G, Heard E : Advances in epigenetics link genetics to the environment and disease. *Nature*, 571 : 489–499, 2019

（4）Feinberg AP : The key role of epigenetics in human disease prevention and mitigation. *N Engl J Med*, 378: : 1323–1334, 2018

（5）Zhang Y, et al : Sperm RNA code programmes the metabolic health of offspring. *Nat Rev Endocrinol*, 15 : 489–498, 2019

（6）「特集 マルチオミクスを使って得られた最新知見」大沢毅企画、実験医学、38 : 1284–1326, 2020

（7）『胎内で成人病は始まっている』デイヴィッド・バーカー著、藤井留美訳、福岡秀興監修、ソニーマガジンズ、二〇〇五年

（8）Henderson M, et al : The association between childhood cognitive ability and adult long–term sickness absence in three British birth cohorts: a cohort study. *Br Med J Open*, 2 : e000777, 2012

（9）Goodman A, et al : The long shadow cast by childhood physical and mental problems on adult life. *Proc Natl Acad Sci USA*, 108 : 6032–6037, 2010

第4章　治療から予防へ、そして先制医療へ

（1）丸井英二：Public Health と公衆衛生学。医学教育、43：147-151, 2012
（2）『健康格差社会への処方箋』近藤克則著、医学書院、東京、二〇一七年
（3）Tsao CW, Vasa RS：The Framingham Heart Study（FHS）：overview of milestones in cardiovascular epidemiology. *Int J Epidemiol*, 44：1800-1813, 2015
（4）『世界の心臓を救った町　——フラミンガム研究の55条』嶋康晃著、ライフサイエンス出版、二〇〇四年
（5）『日本の未来を拓く医療　——治療医学から先制医療へ』井村裕夫全体編集、科学技術振興機構研究開発戦略センター（JST-CRDS）企画、診断と治療社、二〇一二年
（6）『先制医療　実現のための医学研究（実験医学増刊、33）』井村裕夫　稲垣暢也編、羊土社、二〇一五年

第5章　果てしなき感染症との戦い

（1）Pascarella G, et al：COVID-19 diagnosis and management：a comprehensive review. *J Intern Med*, 288：192-206, 2020
（2）Harapan H, et al：Coronavirus disease 2019（COVID-19）：A literature review. *J Infect Public Health*, 13：667-673, 2020
（3）Colson P, et al：The role of giant viruses of amoebas in humans. *Curr Opin Microbiol*, 31：199-208, 2016

第6章　脳と心の研究

（1）SFR-IA Group, et al：Artificial intelligence and medical imaging 2018: French Radiology Community white paper. *Diag Intervent Imaging*, 99：727-742, 2018

（2）Poldrack RA, Farah MJ：Progress and challenges in probing human brain. *Nature*, 526：371-379, 2015

（3）Fernando MB, et al：Modeling the complex genetic architectures of brain disease. *Nat Genet*, 52：363-369, 2020

第7章　再生医学

（1）Takahashi K, Ymanaka S：Induction of pluripotent stem cells from mouse embryonic and adult fibroblst cultures by defined factors. *Cell*, 126：663-676, 2006

（2）『再生医療２０１５　幹細胞と疾患·ｉＰＳ細胞の研究最前線（実験医学増刊、33）』岡野栄之　山中伸弥編、羊土社、二〇一五年

（3）Blau HM, Daley GQ：Frontiers in medicine: stem cells in the treatment of disease. *N Engl J Med*, 380：1748-1760, 2019

（4）Berthiaume F, et al：Tissue engineering and regenerative medicine: history, progress, and challenges. *Ann Rev Chem Bioml Eng*, 2：403-430, 2011

第8章　情報と医学の融合

（1）『ビッグデータ　変革する生命科学・医療（実験医学増刊、34）』永井良三　他編、羊土社、二〇一六年
（2）Digital Health (Nature Outlook). *Naute* , 573 : s97–s116, 2019
（3）Kruse CS, et al : Challenges and opportunities of big data in health care: a critical review. *JMIR Med Inform*, 4 : e38, 2016
（4）Hulsen T, et al : From big data to precision medicine. *Front Med*, 6 : 34, 2019
（5）Hamet P, Tremblay J : Artificial intelligence in medicine. *Metabolism*, 95 : 536–540, 2017
（6）Quersi F, Krishnan S : Wearable hardware design for the internet of medical things (IoMT). *Sensors*, 18 : 3812, 2018
（7）Brown SA, et al : Six-Month randomized, multicenter trial of closed-loop control in type 1 diabetes. *N Engl J Med*, 381 : 1707–1717, 2019

医学年表

本書に登場する事柄を中心にまとめてある。

西暦	出来事
BC三五世紀頃	◆メソポタミア文明起こる
BC三二世紀頃	◆エジプト文明起こる
BC一五世紀頃	◆エジプトで薬剤の処方などを記した「エーベルス・パピルス」、外科的な症例の症状・予後・治療などを記した「スミス・パピルス」成立
BC八世紀頃	◆インドで『アグニヴェーシャ・タントラ』書かれる
BC四世紀頃	◆ギリシャでヒポクラテスが観察に基づく診察を体系化
二世紀頃	◆インドで内科を主体とした『チャラカ・サントラー』が『アグニヴェーシャ・タントラ』をもとに書かれる
	◆カッパドキアのアレイタイオスが糖尿病について記載
四世紀頃	◆インドで外科を主体とした『スシュルタ・サントラー』書かれる
一四世紀	◆ヨーロッパでペストが大流行する

一五九〇年	◆最初の顕微鏡が作られる
一八世紀	◆コルビサールらにより観察を重視するパリ臨床学派が生まれる
一七六一年	◆モルガーニが『解剖により明らかにされた病気の座と原因』“De Sedibus et Causis Morborum per Anatomen Indagatis”著す
一九世紀	◆シャルコーが神経学的診断法を確立
一八〇一年	◆ビシャが『一般解剖学』を著し、疾病が組織を攻撃する説を発表
一八〇四年	◆ケシからモルヒネを発見
一八三八年	◆ヤナギの解熱・鎮痛物質を分離・分解し、サリチル酸を発見
一八五四年	◆ロンドンでコレラが流行するも、スノウが井戸を閉鎖させ終息
一八五八年	◆ウィルヒョウが『細胞病理学』を著す
	◆ナイチンゲールがクリミア戦争での英国陸軍の死亡原因を統計学的に調査し発表
一八六五年	◆メンデルが遺伝の法則を発表
一八八二年	◆コッホが結核菌を発見
一八八三年	◆コッホがコレラ菌を発見
一八九〇年	◆フォン・ベーリングらがジフテリア毒素と破傷風毒素に対する抗血清を開発
一八九五年	◆レントゲンによるX線の発見
一八九六年	◆バビンスキーがバビンスキー反射を発表
一八九七年	◆初期のX線装置が日本に設置される

西暦	出来事
一八九八年	◆細菌濾過器を通過する病原菌がウイルスと命名される ◆アスピリン販売
一九〇〇年	◆メンデルの遺伝の法則が再発見される ◆マサチューセッツ総合病院で臨床・病理カンファレンス（CPC）はじまる
一九〇一年	◆アドレナリンの発見
一九二一年	◆インスリンの発見
一九二八年	◆ペニシリンの発見
一九三五年	◆ウイルスの結晶化に成功
一九四三年	◆ストレプトマイシンの発見
一九四五年	◆オランダ飢餓の冬、のちにコホート研究はじまる
一九四六年	◆イギリス戦後コホート研究はじまる
一九四八年	◆フラミンガム研究はじまる
一九五三年	◆DNA二重らせん構造モデルの提唱
一九六二年	◆ニールが倹約遺伝子仮説を発表
一九六八年	◆X線CT装置の開発
一九七〇年	◆NMR技術による画像撮影法の発表
一九七三年	◆オピオイド受容体の存在が提唱される

一九七四年	◆PET装置の開発
	◆組換えDNA技術の開発
	◆各種細胞から産生される調節物質を総称する名称としてサイトカインが提唱される
一九七五年	◆エンケファリンの発見
一九七八年	◆ヘルパーT細胞のサブセットが報告される
一九七九年	◆ダイノルフィンが抽出される
一九八一年	◆最初のエイズ患者が報告される
一九八三年	◆エイズウイルスの発見が報告される
	◆ヒト心房からナトリウム利尿ペプチドが発見される
一九八五年	◆PCRによるDNA増幅法の開発
	◆遺伝子ターゲティング法の開発
一九八六年	◆バーカーらが倹約表現型仮説を発表
一九八七年	◆OMIMの運用はじまる
一九九〇年	◆国際ヒトゲノムプロジェクトはじまる
一九九二年	◆「EBM（証拠（エビデンス）に基づく医療）」が論文に登場
一九九六年	◆アリソンらが抗CTLA-4抗体の役割を解明
二〇〇〇年	◆ミレニアム・プロジェクトはじまる
二〇〇一年	◆分子標的薬イマチニブがアメリカで承認される

西暦	出来事
二〇〇二年	◆本庶らがPD-1とその抗体の機能を解明
二〇〇三年	◆エプスタイン・バール・ウイルス（EBウイルス）による自己免疫疾患発症のメカニズム仮説提示
	◆*Journal of Translational Medicine* 創刊
二〇〇五年	◆次世代シークエンサー登場
二〇〇八年	◆国際ヒト細菌叢コンソーシアムが組織される
二〇一一年	◆先制医療の概念の提言
二〇一二年	◆東北メディカル・メガバンク機構発足
二〇一五年	◆オバマ大統領により precision medicine initiative 宣言
	◆日本で未診断疾患イニシアチブはじまる
二〇一六年	◆アメリカで All of Us Program はじまる
二〇二〇年	◆COVID-19の流行に対しパンデミックの宣言

井村裕夫（いむら　ひろお）

1954年京都大学医学部卒、内分泌代謝学を専攻し、神戸大学教授、京都大学教授、京都大学総長を経て、総合科学技術会議員、科学技術振興機構研究開発戦略センター主席フェローを歴任、この間わが国の科学技術政策の策定と生命科学の振興にかかわる。また2004年以降、公益財団法人先端医療振興財団理事長として神戸医療産業都市の建設のために努力してきた。現在、改称された神戸医療産業都市推進機構名誉理事長、日本学士院長、アメリカ芸術科学アカデミー名誉会員。

医学《いがく》　歴史《れきし》と未来《みらい》

2021年1月1日　第1刷発行

著　　者　井村裕夫《いむらひろお》

発 行 人　一戸裕子

発 行 所　株式会社 羊土社

〒101-0052　東京都千代田区神田小川町 2-5-1

www.yodosha.co.jp/

TEL 03（5282）1211 ／ FAX 03（5282）1212

印刷所　日経印刷株式会社

装幀　羊土社編集部デザイン室

カバー画像　© Ian Cuming/Ikon Images/amanaimages

Printed in Japan

ISBN 978-4-7581-2111-8